Yvonnne Seidel

111 knifflige Prüfungsfragen für Hebammen

Fachliche Beratung: Ulrike Harder

Hippokrates

Die Deutsche Bibliothek–CIP-Einheitsaufnahme

Ein Titeldatensatz für diese Publikation ist bei
Der Deutschen Bibliothek erhältlich

Anschrift der Autorin:

Yvonne Seidel
Hebamme
Zuckmayerweg 10, 90471 Nürnberg

Wichtiger Hinweis

Wie jede Wissenschaft ist die Medizin ständigen Entwicklungen unterworfen. Forschung und klinische Erfahrung erweitern unsere Erkenntnisse, insbesondere was Behandlung und medikamentöse Therapie anbelangt. Soweit in diesem Werk eine Dosierung oder eine Applikation erwähnt wird, darf der Leser zwar darauf vertrauen, daß Autoren, Herausgeber und Verlag große Sorgfalt darauf verwandt haben, daß diese Angabe dem Wissensstand bei Fertigstellung des Werkes entspricht.

Für Angaben über Dosierungsanweisungen und Applikationsformen kann vom Verlag jedoch keine Gewähr übernommen werden. Jeder Benutzer ist angehalten, durch sorgfältige Prüfung der Beipackzettel der verwendeten Präparate und gegebenenfalls durch Konsultation eines Spezialisten festzustellen, ob die dort gegebene Empfehlung für Dosierungen oder die Beachtung von Kontraindikationen gegenüber der Angabe in diesem Buch abweicht. Eine solche Prüfung ist besonders wichtig bei selten verwendeten Präparaten oder solchen, die neu auf den Markt gebracht worden sind. Jede Dosierung oder Applikation erfolgt auf eigene Gefahr des Benutzers. Autoren und Verlag appellieren an jeden Benutzer, ihm etwa auffallende Ungenauigkeiten dem Verlag mitzuteilen.

Geschützte Warennamen (Warenzeichen) werden *nicht* immer besonders kenntlich gemacht. Aus dem Fehlen eines solchen Hinweises kann also nicht geschlossen werden, daß es sich um einen freien Warennamen handelt.

ISBN 3-7773-1456-0

Printed in Germany 2000
Titelfotos:
Vordergrundmotiv: Image Bank
Hintergrundmotiv: Tony Stone Bildagentur
Satz und Druck: Sommer Druck, Feuchtwangen

Inhalt

Vorwort

Liebe Hebammenschülerinnen!

Vor nicht allzu langer Zeit war ich selbst Hebammenschülerin im Examensstress und weiß noch sehr gut, was es heißt, Nachmittage damit zu verbringen, in verschiedensten Büchern, die das Regal so hergibt, nach passenden und möglichst kurzen Antworten zu suchen. Dies war einer der wesentlichen Gründe, weshalb dieses Buch entstanden ist. Ich hoffe, es wird euch helfen, ein wenig Ordnung und Struktur in die Lernerei zu bringen.

Da es verschiedene Schulen gibt, entwickeln sich ebenso unterschiedliche Ausbildungsschwerpunkte. Am deutlichsten zeigt sich dies bei dem Geburtsmodus der Beckenendlagen. Mir ist durchaus bewusst, dass ich nicht jeder einzelnen Leserin mit dem Konzept dieses Buches gerecht werden kann: die eine findet es vom Lernstoff her angemessen, die andere zu simpel, eine andere wiederum zu schwierig. Möglicherweise wird auch die eine oder andere Leserin Vollständigkeit vermissen. Deshalb möchte ich euch bitten, mir Verbesserungsvorschläge oder auch neue Fragethemen zukommen zu lassen, damit eine zweite überarbeitete Auflage entstehen kann.

Nun wünsche ich euch viel Freude und Ausdauer beim Lernen und alles erdenklich Gute für die Prüfungen!

An dieser Stelle bedanke ich mich bei allen, die mir bei der Erstellung dieses Buches geholfen haben, insbesondere bei meiner Lehrhebamme Renate Legroux, die uns allen mit folgenden Sätzen Mut machte:

Wir müssen sagen, was wir tun!
Wir müssen tun, was wir sagen!
Wir müssen sein, was wir tun!

Vielen herzlichen Dank auch an Frau Ulrike Harder, die mir mit ihrer großen Erfahrung als Lehrerin für Hebammenwesen zur Seite stand und viele Tipps und didaktische Hilfestellungen beisteuerte.

Yvonne Seidel

Anatomie

Frage 1

Aus welchen anatomischen Strukturen besteht die Vulva? Fertigen Sie eine Skizze an!

Antwort 1

Die Vulva besteht aus folgenden anatomischen Strukturen:

- **Mons pubis** (Schamhügel): subkutanes Fettpolster mit horizontal verlaufender Behaarungsgrenze.
- **Labia majora** (große Schamlippen): bestehend aus mehrschichtig verhorntem Plattenepithel; die beiden Labien laufen in der hinteren Kommissur (Commissura posterior) zusammen, die dann in den Damm (Perineum) übergeht.
- **Labia minora** (kleine Schamlippen): aus mehrschichtigem unverhorntem Plattenepithel, also keine Behaarung; sie werden von den großen Schamlippen überdeckt.
- **Klitoris** (Kitzler): vorn zwischen den kleinen Schamlippen gelegen; 2 cm darunter mündet die Harnröhre (Urethra).
- **Vestibulum vaginae** (Scheidenvorhof): Beim Spreizen der Labien ist der **Hymenalsaum** und das **Ostium vaginae** (Scheideneingang) sichtbar.
- Die **Bartholini-Drüsen** münden in den hinteren Scheidenvorhof.
- **Skene-Drüsen** (Glandulae urethrales) münden neben der Urethra.

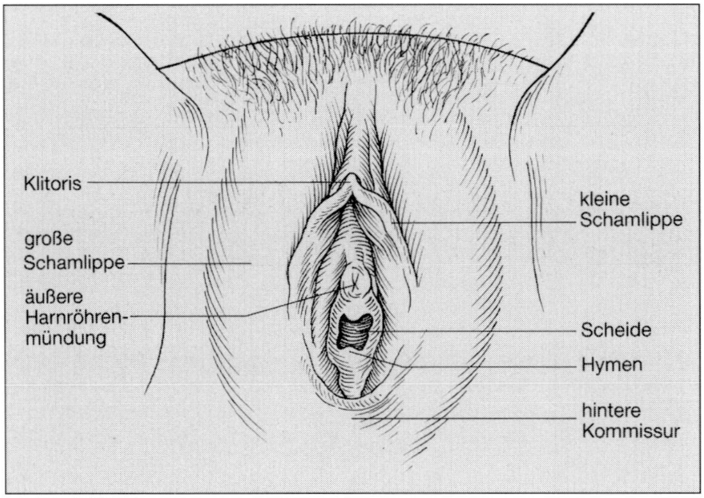

Abb. 1
Äußere Genitalorgane der Frau. Die Vulva ist entfaltet. Zwischen den kleinen Labien ist der Scheidenvorhof sichtbar. Der Hymen ist intakt (Zustand der Virgo).

Frage 2

Wie funktioniert der Selbstreinigungsmechanismus der Vagina?

Frage 3

Wie wird die Vagina feucht gehalten?

Frage 4

Was versteht man unter einem Chloasma uterinum?

Frage 5

Was bezeichnet man als die Beckenführungslinie?

Antwort 2

- Die Vagina ist mit mehrschichtigem unverhorntem **Plattenepithel** ausgekleidet. Die Plattenepithelzellen enthalten reichlich Glykogen. Glykogen wird durch autonome sowie bakterielle Zytolyse freigesetzt.
- **Döderlein'sche Milchsäurebakterien** (Lactobacillus acidophilus) spalten Glykogen in Glukose und Maltose. Maltose vergärt zu Milchsäure, dies hat einen sauren Vaginal-pH von 4 zur Folge (= Schutz vor vielen Bakterien, jedoch nicht vor Hefepilzen).
- **Störfaktoren:** Menstrualblut, Geschlechtsverkehr, Wochenbett, Senium, Antibiotikatherapie, Ovulationshemmer, Pessare, mangelnde oder auch übertriebene Intimhygiene.

Antwort 3

Die Vagina wird feucht gehalten durch **Transsudation** = Ausschwitzung von zell- und eiweißarmer, fibrinogenfreier Flüssigkeit aus Körperhöhlen.

Antwort 4

- Unter einem **Chloasma uterinum** versteht man eine schmetterlingsförmige dunklere Pigmentierung im Gesicht, die sich über Stirn, Nase, Wangen und Kinn erstreckt. Sie bildet sich während der Schwangerschaft und wird besonders nach Sonneneinstrahlung aktiviert. (Deshalb möglichst eine längere UV-Bestrahlung vermeiden!) In den meisten Fällen bildet sie sich spontan zurück.

Antwort 5

Die **Beckenführungslinie** ist die Verbindungslinie aller Mittelpunkte der klassischen Ebenen (Beckeneingang, Beckenweite, Beckenenge, Beckenausgang).

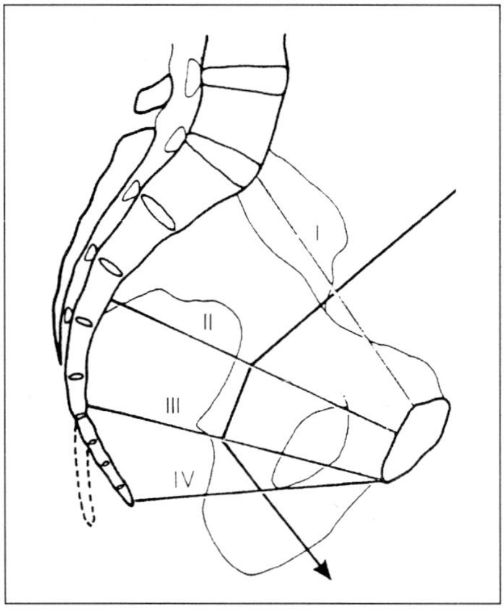

Abb. 2
I = Beckeneingang, II = Beckenweite, III = Beckenenge, IV = Beckenausgang
(aus: Ch. Geist, U. Harder, A. Stiefel: „Hebammenkunde", 2. Aufl. 1998, de Gruyter)

Frage 6

a) **Welche äußeren und inneren Beckenmaße sind bei der Schwangeren von Bedeutung?**
b) **Welche Normwerte haben sie?**
c) **Aus welchen Punkten setzt sich die Michaelische Raute zusammen?**

Antwort 6

a)

Distantia spinarium	Distantia cristarum	Distantia trochanterica	Conjugata externa
Abstand der beiden Spinae iliacae anteriores superiores (vordere obere Darmbeinstachel)	Abstand der beiden Cristae iliacae (Darmbeinkämme)	Abstand der beiden Trochanter major (Rollhügel)	Abstand zwischen dem oberen Rand der Symphyse und dem oberen Punkt der Michaelischen Raute
25–26 cm	28–29 cm	30–31 cm	19–20 cm

b)

Conjugata vera anatomica	Conjugata vera obstetrica	Conjugata diagonalis
Abstand vom oberen Rand der Symphyse zum Promontorium	Abstand zwischen dem am weitesten ins Becken hineinragenden Punkt der Symphyse und dem Promontorium	Abstand vom unteren Rand der Symphyse zum Promontorium
11,5–12 cm	10–11 cm	12,5–13 cm

Merke!

Conjugata vera obstetrica = kleinster und damit geburtshilflicher Durchmesser
= Conjugata externa –9 cm

c) **Michaelische Raute:** Grube zwischen dem Dornfortsatz von L3/L4
Spinae iliacae posteriores superiores
Oberster Punkt der Analfurche

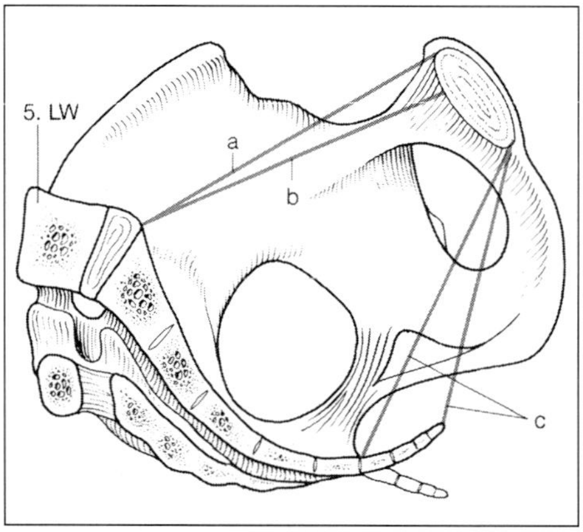

Abb. 3
Längsdurchmesser des Beckens. a = Conjugata vera anatomica, b = Cojugata vera obstetrica, c = Längsdurchmesser des Beckenausgangs

Frage 7

Aus welchen Bestandteilen besteht der Beckengürtel?

Frage 8

In welchen Phasen verläuft der weibliche Zyklus?

Antwort 7

Der **Beckengürtel** besteht aus folgenden Teilen:

- Kreuzbein (Os sacrum)
- Steißbein (= Os coccygeus)
- 2 Hüftbeine (= Os coxae). Diese setzen sich jeweils aus dem Sitzbein (= Os ischii), dem Darmbein (= Os ilium) und dem Schambein (= Os pubis) zusammen.

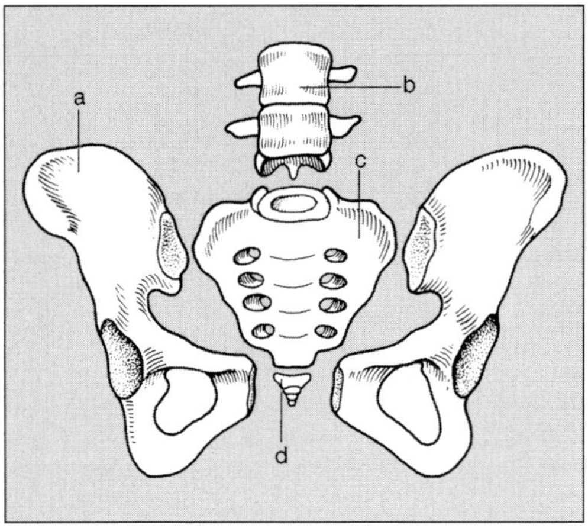

Abb. 4
Anatomie des Beckens. Das Becken ist in die beiden Hüftbeine, das Kreuzbein und das Steißbein zerlegt. a = Hüftbein, b = LWS, c = Kreuzbein, d = Steißbein

Antwort 8

Der weibliche Zyklus verläuft in folgenden Phasen:

- 1.–5. Tag **Desquamationsphase:** Menstruationsblutung aufgrund des Progesteronentzugs
- 5.–14. Tag **Proliferationsphase:** Regeneration und Aufbau der Endometra functionalis durch Östrogen (im Follikel gebildet)
- 14. Tag **Ovulation** durch LH/FSH-Spike ausgelöst
- 15.–25. Tag **Sekretionsphase:** Einwachsen von Spiralarterien und Auflockerung des Endometriums durch Progesteron (im Corpus luteum gebildet)
- 25.–28. Tag **Regressionsphase**

Frage 9

Welche Funktionen haben die Östrogene, welche das Progesteron?

Frage 10

Wie würden Sie den Douglas-Raum definieren?

Antwort 9

Funktionen von Östrogen und Progesteron

Östrogen (Östradiol, Östriol, Östron)	Progesteron (aus der Gruppe der Gestagene)
Gebildet in der ersten Zyklushälfte im Follikel	Gebildet in der zweiten Zyklushälfte im Corpus luteum
Verantwortlich für die Scham- und Achselbehaarung für Brust und Uteruswachstum	Schwangerschaftserhaltendes Hormon, hält die glatte Muskulatur ruhig
Aufbau der Endometra functionalis in der ersten Zyklushälfte	Einwachsen der Spiralarterien ins Endometrium und Auflockerung des Endometriums
Anordnung von subkutanem Fettgewebe	
Verantwortlich für psychische Labilität	
Pigmentierung von Vulva und Mammille	
Einfluss auf die Blutgerinnung und den Fettstoffwechsel	Erhöhung der Basaltemperatur um 0,5 °C, etwa 1 Tag nach der Ovulation
Erhöhte Zervixsekretion und positives Farnkrautphänomen	Verminderte Zervixsekretion und negatives Farnkrautphänomen
Proliferationsphase am Endometrium	Sekretionsphase am Endometrium

Antwort 10

Der **Douglas-Raum** (Excavatio rectouterina) ist der tiefste Punkt der Bauchhöhle, die hintere Umschlagsfalte des Peritoneums. Er liegt hinter dem hinteren Scheidengewölbe (Fornix posterior).

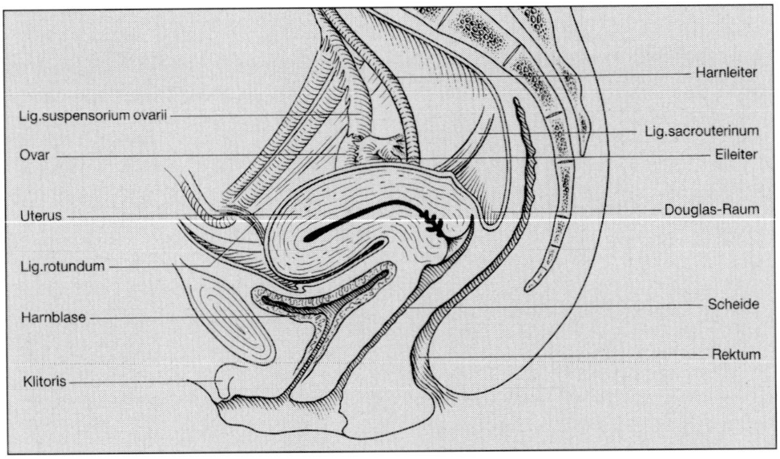

Abb. 5 Seitenansicht der inneren Genitalorgane der Frau. Der Uterus liegt antevertiert und anteflektiert. Er ist von Peritoneum (Perimetrium) überzogen. Die Beziehungen zu Blase und Rektum sind ebenso zu erkennen wie ein Teil der zur seitlichen Beckenwand ziehenden Bandverbindungen.

Frage 11

Nennen Sie die drei Schichten des Beckenbodens mit seinen dazugehörigen Muskeln.

Antwort 11

Aufbau des Beckenbodens von innen nach außen:

Diaphragma pelvis	M. levator ani M. coccygeus
Diaphragma urogenitale	M. transversus perinei profundus M. sphincter urethrae externus
Äußere Muskelschicht	M. bulbocavernosus M. sphincter ani externus M. ischiocavernosus M. transversus perinei superficialis

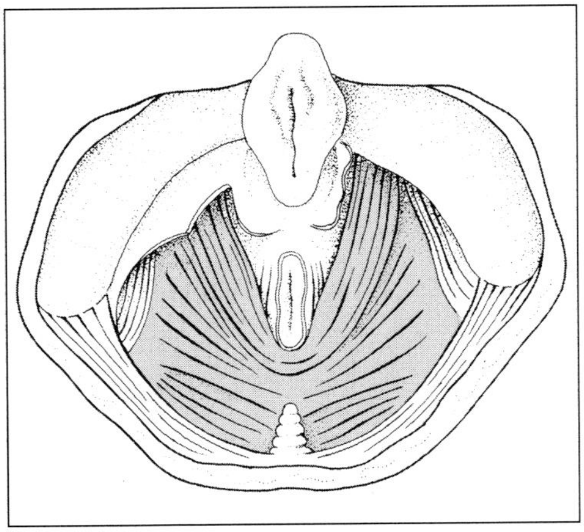

Abb. 6
M. levator ani des Beckenbodens

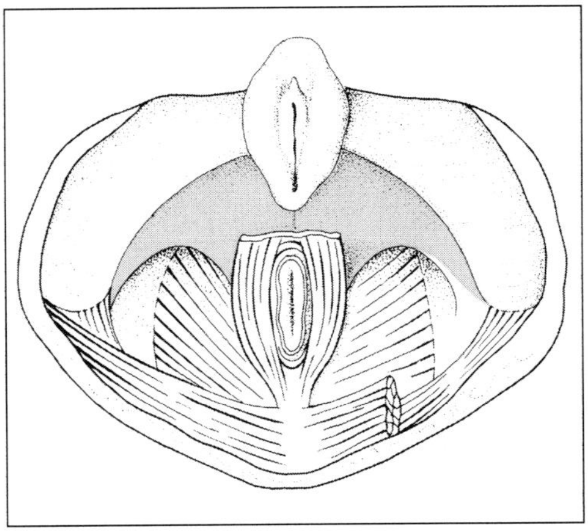

Abb. 7
Diaphragma urogenitale des Beckenbodens

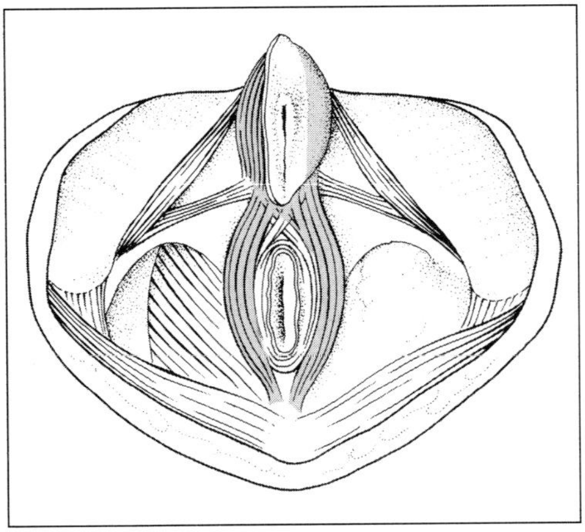

Abb. 8
Äußere Schließmuskelschicht des Beckenbodens

Frage 12

Welcher Muskel wird bei der mediolateralen Episiotomie durchtrennt? Geben Sie Topographie, Verlauf und Innervation dieses Muskels an!

Antwort 12

Bei der **medio-lateralen Episiotomie** wird der M. bulbocavernosus (= Muskel der äußeren Schließmuskelschicht) quer durchtrennt. Er setzt am Klitorisschaft an und umspannt die Scheide U-förmig. Innerviert wird er vom Nervus pudendus. Der M. levator ani (pars pubica) wird bei einer großen Episiotomie angeschnitten.

Schwangerschaft

Frage 13

Was ist der voraussichtliche ET, wenn der erste Tag der LR am 05. 09. 2000 war und ein Zyklus von 34 Tagen vorliegt?

Frage 14

Welche Informationen/Untersuchungsbefunde stehen Ihnen bei der Schwangerenvorsorge zur Sicherung des ET zur Verfügung?

Antwort 13

Berechnung des voraussichtlichen Entbindungstermins:

05. 09. 2000	+ 7 Tage	= 12. 09. 2000	Naegele'sche Regel
	– 3 Monate	= 12. 06. 2000	Naegele'sche Regel
	+ 1 Jahr	= 12. 06. 2001	Naegele'sche Regel
	+ 6 Tage	= 18. 06. 2001 (Zyklus länger als 28 Tage)	

Der voraussichtliche ET ist der 18. 06. 2001.

Antwort 14

Zur **Sicherung des ET** können folgende Informationen herangezogen werden:

- die Befunde der ersten Ultraschalluntersuchung
- die ersten Kindsbewegungen
- der Stand des Fundus uteri
- die Länge des SFA
- die Terminbestimmung nach der Naegele'schen Regel oder nach dem Konzeptionstermin
- die Senkung des Leibes

Frage 15

Was kann man mit den fünf Handgriffen nach Leopold ertasten? Bitte beschreiben Sie die Handgriffe.

Antwort 15

Mit Hilfe der **Leopold'schen Handgriffe** können folgende Informationen gewonnen werden:

1. Leopold'scher Handgriff	Höhe des Fundusstandes, Umfassen des Fundes uteri mit den ulnaren Handkanten
2. Leopold'scher Handgriff	Stellung des kindlichen Rückens und der kleinen Teile, gleichzeitig Unterscheidung zwischen Längs- und Querlage, beide Hände liegen parallel zum Uterus
3. Leopold'scher Handgriff	Was geht voran? Kopf? Steiß? Fassen des VT oberhalb der Symphyse zwischen Daumen und abgespreiztem Finger, Gegenprobe im Fundus nehmen, Ballotement?
4. Leopold'scher Handgriff	Wie weit ist der VT bereits ins Becken eingetreten? Die Untersuchende (Blickrichtung fußwärts) legt beide Hände parallel an den VT und versucht, die Fingerspitzen zwischen Os pubis und VT ins mütterliche Becken zu schieben
5. Leopold'scher Handgriff oder Zangenmeister-Handgriff	Feststellung eines zephalo-pelvinen Missverhältnisses. Eine Hand wird auf die Symphyse, die andere mit geringem Druck flach auf den VT gelegt: – Symphysenhand überragt Kopfhand: kein Missverhältnis – Gleichstand beider Hände: fragliches Missverhältnis – Kopfhand überragt Symphysenhand: Missverhältnis, genaue Aussage erst nach Blasensprung und Wehenbeginn möglich

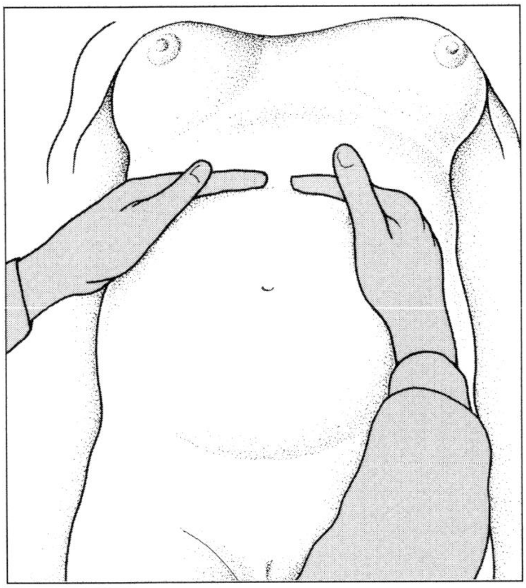

Abb. 9
Erster Leopold-Handgriff

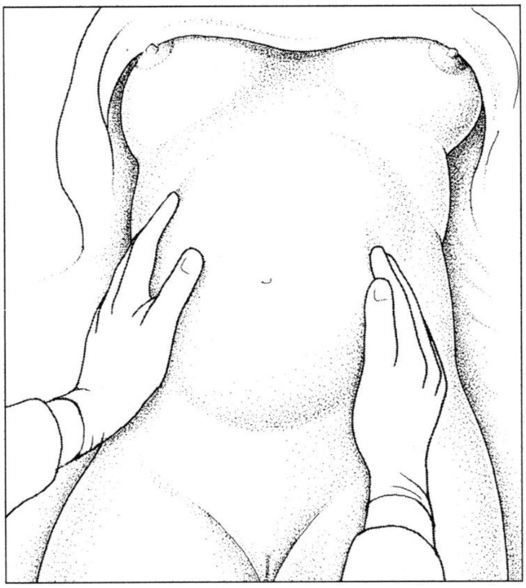

Abb. 10
Zweiter Leopold-Handgriff

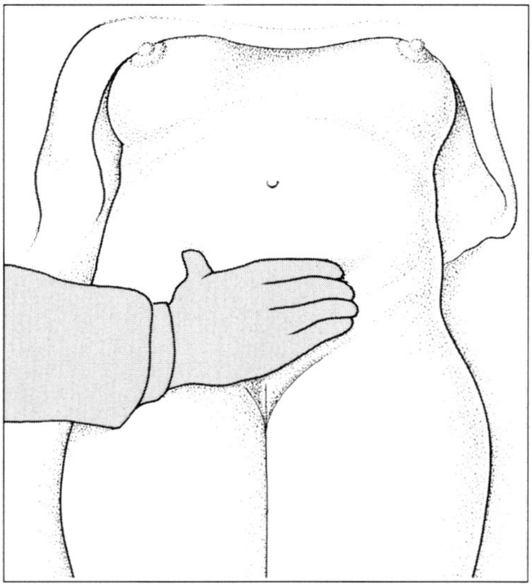

Abb. 11
Dritter Leopold-Handgriff

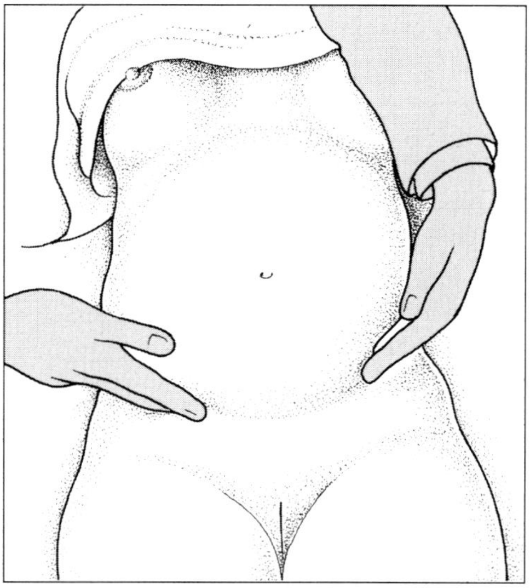

Abb. 12
Vierter Leopold-Handgriff

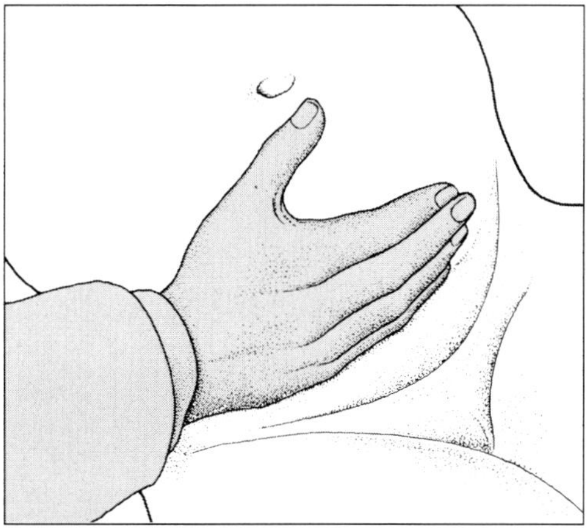

Abb. 13
Zangemeister-Handgriff

Frage 16

Welche Befunde sprechen für eine Plazentainsuffizienz am ET?

Frage 17

Welche Verdachtszeichen lassen auf eine Geminigravidität schließen?

Frage 18

Was kann eine Fenoteroltherapie bei einer schwangeren Diabetikerin auslösen?

Frage 19

Welche Komplikationen können bei einer schwangeren Diabetikern auftreten?

Antwort 16

Für eine **Plazentainsuffizienz am ET** sprechen folgende Befunde:

- verminderter Leibesumfang
- mangelnde Gewichtszunahme bei der Schwangeren
- tieferer Fundusstand als der SSW entsprechend
- evtl. pathologischer Wehenbelastungstest
- verminderte Kindsbewegungen
- verminderte Fruchtwassermenge

Antwort 17

Folgende Befunde weisen auf eine **Geminigravidität** hin:

- Leibesumfang auffallend groß. > 100 cm (DD: großes Kind, Hydramnion)
- sehr hochstehender Fundus uteri trotz Eintritt von Kopf oder Steiß in den Beckeneingang
- viele kleine Kindsteile tastbar
- Kindsbewegungen an vielen Bereichen des Bauches gleichzeitig spürbar
- Tasten von 3 großen Teilen

Antwort 18

Eine **Fenoteroltherapie** kann bei einer schwangeren Diabetikerin zu

- einer verminderter Glukosetoleranz
- Hyperglykämie
- und einem erhöhten Insulinbedarf

führen.

Antwort 19

Bei **schwangeren Diabetikerinnen** muss man an folgende Komplikationen denken:

- Plazentainsuffizienz und intrauterine Wachstumsretardierung (bedingt durch Gefäßveränderungen)
- Polyhydramnion
- Makrosomie aufgrund des erhöhten maternalen Glukosetransfers
- Intrauteriner Fruchttod
- Frühgeburt, erhöhte Abortrate
- Harnwegs- und Vaginalinfekte aufgrund der erhöhten Glukoseanreicherung
- verstärkte schwangerschaftsspezifische Erkrankungen (Gestosen)

Frage 20

Welche Erkrankungen gehören zu den Früh-, welche zu den Spätgestosen?

Frage 21

a) Welche Ursache liegt der Emesis gravidarum zugrunde?
b) Wann tritt sie in der Regel auf?
c) Welche Schwangeren neigen dazu?

Frage 22

Wie definieren Sie die Begriffe Präeklampsie, drohende Eklampsie und Eklampsie?

Frage 23

Welche Gefahren bestehen bei einer Eklampsie für Mutter und Kind?

Antwort 20

Frühgestosen sind:

- Emesis gravidarum
- Ptyalismus gravidarum
- Hyperemesis gravidarum

Spätgestosen:

- Schwangerschaftshypertonie
- HELLP-Syndrom

Antwort 21

a) Als Hauptursache der **Emesis gravidarum** werden hormonelle Veränderungen (z. B. ein Anstieg des β-HCG) vermutet.

b) Sie tritt in der Regel ab der 5.–16. SSW auf.

c) Besonders betroffen sind:

- Erstgravide
- Schwangere mit Gemini
- Schwangere mit Chorionepitheliom
- Frauen mit Blasenmole

Antwort 22

Präeklampsie	Drohende Eklampsie	Eklampsie
= Schwangerschaftshypertonie gekoppelt mit Proteinurie, Einteilung in verschiedene Schweregrade	Vorboten der Eklampsie sind: starke Kopfschmerzen, Hyperreflexie, Augensymptomatik (Doppel-/Nebligsehen, Flimmern, Fundus hypertonicus), Übelkeit, Erbrechen, Anurie	= eklamptischer Anfall mit tonisch-klonischer Phase, (Cave: Zungenbiss). Während des Anfalls sind die Reflexe erloschen, RR max. erhöht, anschließend Bewusstlosigkeit. Ursache: Spasmen der Hirngefäße

Antwort 23

Bei einer **Eklampsie** bestehen folgende Gefahren für Mutter und Kind:

- Intrakranielle Blutungen
- Organversagen (Leber, Nieren)
- Amaurose (vollständige Erblindung)
- Regurgitation
- Herzstillstand
- Vorzeitige Plazentalösung
- Intrauteriner Fruchttod
- Hypoxie des Kindes

Frage 24

Welche Laborwerte sollten bei einem HELLP-Syndrom regelmäßig kontrolliert werden?

Frage 25

a) Welche Blutgruppenkonstellation führt zur Rh-Inkompatibilität?
b) Wie entsteht die Rh-Erythroblastose?
c) In welchen 3 Schweregraden kann der Rh-bedingte Morbus haemolyticus neonatorum verlaufen?

Frage 26

Was bewirkt die Anti-D-Prophylaxe bei Rh-Inkompatibilität und wann sollte sie verabreicht werden?

Antwort 24

Bei einem **HELLP-Syndrom** sollten folgende Laborwerte regelmäßig kontrolliert werden:

- Blutbild (Hämolyse, low platelet counts)
- Transaminasen (GOT, GPT)
- Gerinnungsfaktoren
- Haptoglobin (gibt das Ausmaß der Hämolyse an)
- Gesamteiweiß
- Kreatinin
- Harnsäure
- Harnstoff
- Bilirubin
- Clearence

Antwort 25

a) Eine **Rh-Inkompatibilität** liegt vor, wenn die Mutter rh-negativ und das Kind Rh-positiv ist.

b) **Entstehung der Rh-Erythroblastose:**

Kindliche Erythrozyten mit Rh-Antigen (AG) gelangen bei der 1. Geburt in den mütterlichen Kreislauf. Gegen das kindliche AG bildet die Mutter Antikörper (AK).
Bei der **nächsten Gravidität** gehen diese AK in den fetalen Kreislauf über, binden sich an die kindlichen Erythrozyten und zerstören diese. Dadurch kommt es zur Hämolyse und zur intrauterinen Anämie. Der Fet versucht, die Neubildung seiner Erythrozyten zu steigern, so dass auch Vorstufen der Erythrozyten (= Erythroblasten) im Blutkreislauf zu finden sind (= Rh-Erythroblastose).

c) **Schweregrade des Rh-bedingten Morbus haemolyticus neonatorum**
1. Anämie (Beginn intrauterin)
2. Schwere Gelbsucht (Icterus gravis extrauterin)
3. Hydrops congenitus universalis (= Hydrops fetalis, Beginn intrauterin).

Antwort 26

Die **Anti-D-Prophylaxe** (Rhesogam®, Partobulin®) zerstört die Rh-positiven kindlichen Erythrozyten im mütterlichen Kreislauf, so dass der mütterliche Organismus keinen Grund mehr hat, eigene Antikörper gegen die kindlichen Erythrozyten zu bilden.

Die erste Gabe der Anti-D-Prophylaxe sollte in der 28. SSW bei allen rh-negativen Müttern erfolgen, eine zweite Gabe bis 72 h p.p., wenn das Kind Rh-positiv ist.

Zusätzlich ist eine Anti-D-Prophylaxe indiziert bei allen rh-negativen Müttern nach Abort, Interruptio, Kürettage, äußerer Wendung oder Amniozentese.

Frage 27

Welche Ursachen können für eine vaginale Blutung in der Spätschwangerschaft verantwortlich sein?

Frage 28

a) Was versteht man unter einer Placenta praevia?
b) Welche Einteilungen gibt es?
c) Welche Ursachen kommen hierfür in Frage?

Antwort 27

Mögliche Ursachen für **Blutungen in der Spätschwangerschaft** sind:

- Placenta praevia
- Vorzeitige Plazentalösung
- Randsinusblutung
- Insertio velamentosa (angerissene fetale Gefäße erst nach dem Blasensprung)
- Blutende Ektopie (nach Geschlechtsverkehr)
- Zeichnungsblutung (bei Geburtsbeginn)
- Vaginale Verletzungen
- Variköse Blutungen
- (Stille) Uterusruptur

Antwort 28

a) **Placenta praevia** (prae = vor) bedeutet, dass die Plazenta dem Kind vorangeht. Dadurch verlegt sie dem Kind den Geburtsweg in verschiedener Ausprägung.
In der Schwangerschaft kommt es durch Uteruswachstum spätestens bei der Geburt durch Wehentätigkeit zur Ablösung der Plazenta von ihrer Haftfläche. Die intervillösen Räume werden geöffnet, und es fließt zunächst mütterliches Blut in unterschiedlichem Ausmaß. Häufig kommt es aber auch zur Zerreißung der Zottengefäße, wobei auch fetales Blut fließt.

b) **Einteilung der Placenta praevia:**

Tiefer Sitz	Die Plazenta erreicht den inneren MM nicht.
Placenta praevia marginalis	Der Plazentarand reicht bis zum inneren MM heran.
Placenta praevia partialis	Plazentagewebe bedeckt den inneren MM zum Teil.
Placenta praevia totalis	Plazentagewebe bedeckt den inneren MM komplett.

c) **Mögliche Ursachen der Placenta praevia:**

- Mehrgebärende (atrophische Veränderungen des Endometriums)
- Schädigung des Endometriums (Z. n. Endometritis, Abort, Kürettage, Narbenbildung durch Sectio)
- Rasche Schwangerschaftsfolge

CTG

Frage 29

Wie definiert man
a) die fetale Bradykardie
b) die fetale Tachykardie
c) Akzelerationen
d) Dezelerationen
im CTG?

Frage 30

Nennen Sie mögliche Ursachen einer fetalen Bradykardie!

Frage 31

Welche langfristigen, mittelfristigen und kurzfristigen FHF-Veränderungen im CTG kennen Sie?

Antwort 29

a) Als fetale **Bradykardie** wird ein Absinken der fetalen Herzfrequenz auf unter 120 spm über einen Zeitraum von über 3 Minuten definiert.

Einteilung: 100–120 spm: leichte Bradykardie
80–100 spm: schwere Bradykardie
unter 80 spm: extreme Bradykardie

b) Als fetale **Tachykardie** wird eine Beschleunigung der fetalen Herzfrequenz auf über 160 spm über einen Zeitraum von mehr als 10 Minuten definiert.

Einteilung: 160–180 spm: leichte Tachykardie
180–200 spm: schwere Tachykardie
über 200 spm: extreme Tachykardie

c) Als **Akzeleration** wird eine Herztonbeschleunigung bis zu 10 Minuten Dauer definiert (ausgehend von der Baseline).

d) Als **Dezeleration** wird eine Herztonverlangsamung bis zu 3 Minuten definiert (ausgehend von der Baseline).

Antwort 30

Mögliche **Ursachen einer fetalen Bradykardie** sind:

- Vena-cava-Kompressionssyndrom
- erhöhter Vagotonus des Feten (bei Übertragung)
- Dauerkontraktion, z. B. durch Oxytocin- und Prostaglandinüberstimulierung
- fetale Herzfehler
- Medikamente (z.B. Benzodiazepine)
- Nabelschnurkomplikationen (echter NS-Knoten, NS-Umschlingung, NS-Vorfall, NS-Kompression)
- Hypoxie (Azidose)
- Hypovolämie (Cave: PDA)
- vorzeitige Plazentalösung

Antwort 31

FHF-Veränderungen im CTG:

Langfristig: Bradykardie und Tachykardie

Mittelfristig: Dezelerationen und Akzelerationen

Kurzfristig: Veränderungen der Oszillationsfrequenz (Nulldurchgänge) oder der Oszillationsamplitude (Bandbreite)

Frage 32

Bitte beschreiben/definieren Sie den Begriff Dip 0!

Frage 33

Welche negativen Zusatzkriterien bei Dezelerationen kennen Sie?

Antwort 32

Ein **Dip 0** (=Spike) ist eine sporadische Dezeleration, ein kurzes Wegtauchen (engl.: to dip) der fetalen Herzfrequenz bis zu 30 Sekunden Dauer, unabhängig von der Wehentätigkeit.

Mögliche Ursache: Kindsbewegungen, die zu einer kurzen Nabelschnurkompression führen.

Antwort 33

Negative Zusatzkriterien bei Dezelerationen sind:

1) Fehlen der initialen Akzeleration
2) Oszillationsverlust im Dezelerationstief
3) abgeflachte Anstiegsteilheit
4) Fehlen der kompensatorischen Akzeleration
5) Nichterreichen der Baseline
6) Fortbestehen der kompensatorischen Akzeleration als Tachykardie
7) gedoppelte Dezelerationen

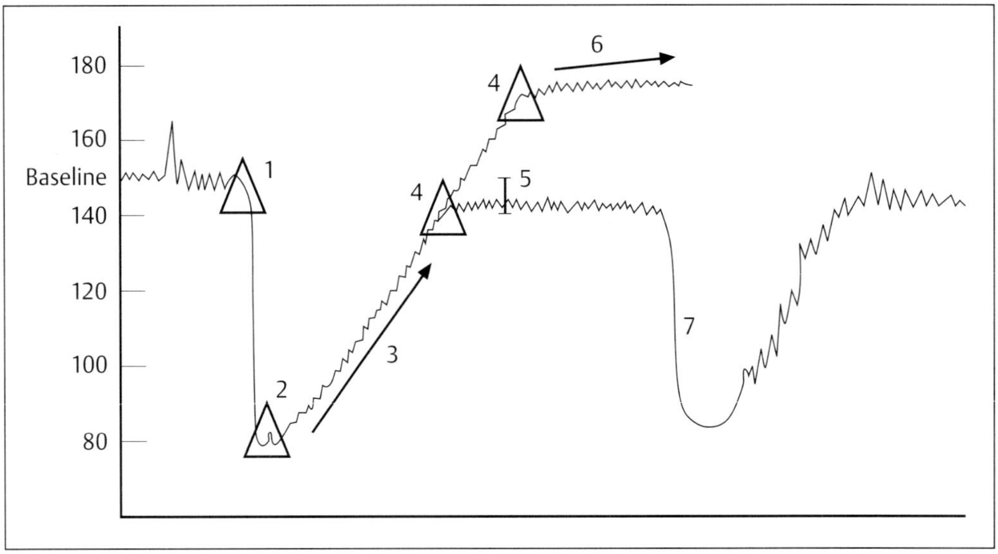

Abb.14

Frage 34

Was versteht man unter einer späten Dezeleration?

Antwort 34

Eine **späte Dezeleration** ist eine Herztonverlangsamung von längstens 3 Minuten, bei der das Kurvenbild der Dezeleration in Bezug zur Wehe mit einer Verzögerungszeit (lag time) auftritt.

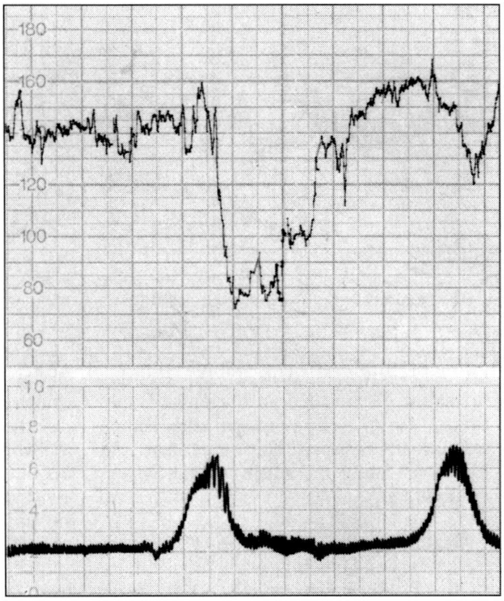

Abb.15
Spätdezeleration (Dip II) mit Beginn der Frequenzabnahme in der Wehe und ihrem Fortbestehen über das Ende der uterinen Kontraktion hinaus. Die hier breite Dezelerationsfläche, Oszillationsverlust während der Dezeleration und langsame Rückkehr zur Basalfrequenz erfordern eine prognostisch ungünstige Bewertung. Diagnose: Plazentainsuffizienz in der 38. Schwangerschaftswoche.

Cave:

Dip I und Dip II lassen sich manchmal schlecht aus dem CTG-Verlauf erkennen. Nimmt man dagegen die Definition des Dip I (= frühere Dezeleration) von **Hammacher** zu Hilfe, wird die Differenzierung deutlicher.

Definition nach Hammacher:

Dip I = Der tiefste Punkt der Dezeleration fällt in die Zeit des oberen Wehendrittels.

Frage 35

Definieren Sie die Oszillationsamplitude und nennen Sie die vier dazugehörigen Oszillationstypen!

Antwort 35

Als **Oszillationsamplitude** bezeichnet man die Bandbreite der Schlag-zu-Schlag-Differenzen; sie ist die Spanne zwischen dem Gipfelpunkt und dem tiefsten Punkt der Baseline. Sie gibt Auskunft über die Blutvolumenschwankungen im fetalen Herzen.

Oszillationstypen:	silent	< 5 spm
	eingeengt	5–10 spm
	undulatorisch	10–25 spm
	saltatorisch	> 25 spm

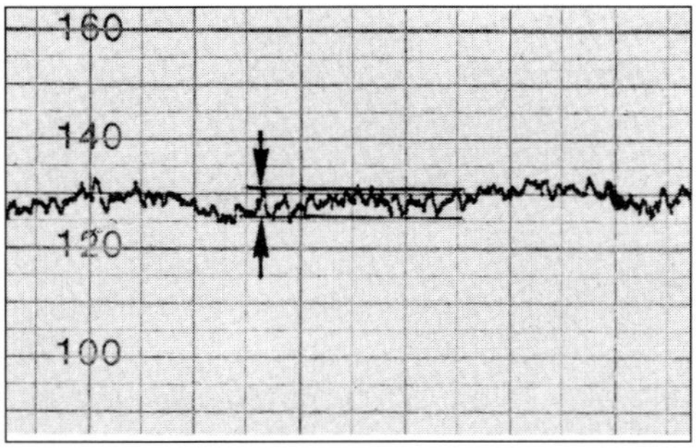

Abb.16
Oszillationstyp 0 (silente Kurve) mit einer Amplitude von <5 Spm (<0,08 Hz)

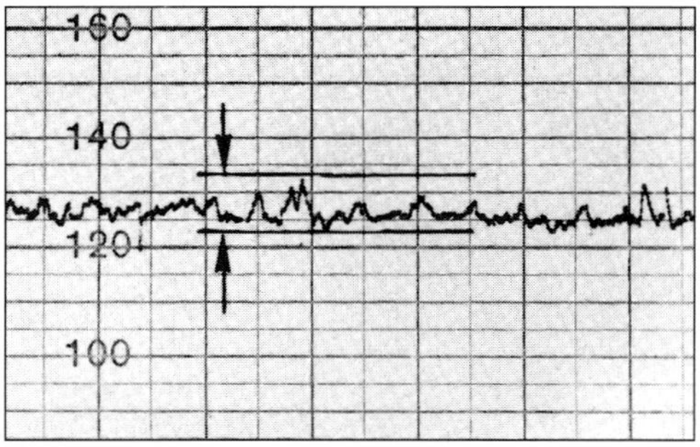

Abb.17
Oszillationstyp I (eingeengt undulatorische Kurve) mit einer Amplitude von 5–10 Spm (0,08–0,17 Hz)

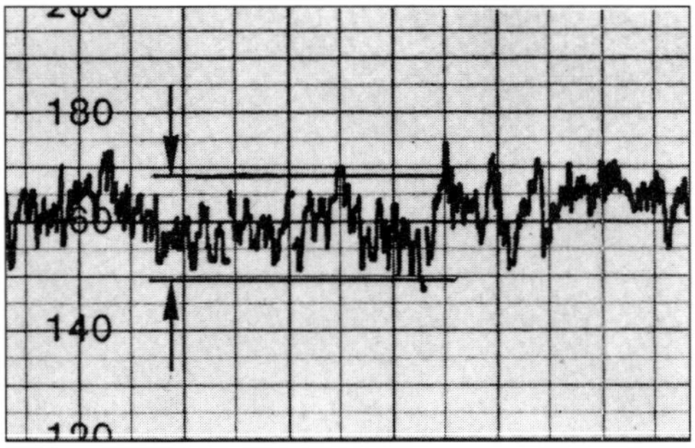

Abb.18
Oszillationstyp II (undulatorische Kurve) mit einer Amplitude von 10–25 Spm (0,17–0,42 Hz)

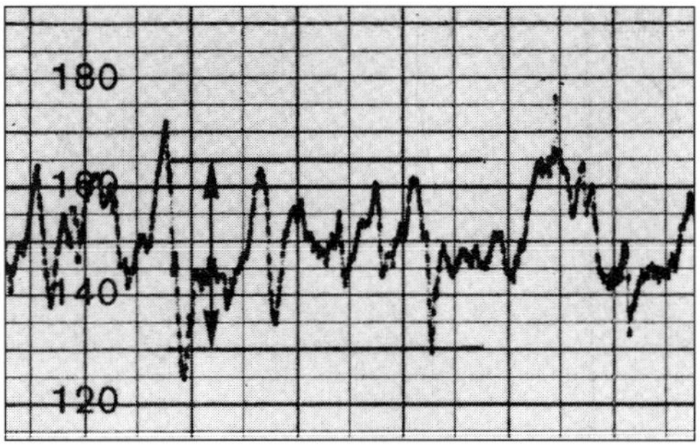

Abb.19
Oszillationstyp III (saltatorische Kurve) mit einer Amplitude >25 Spm (>0,42 Hz)

Geburt

Frage 36

Welche Funktionen hat das Fruchtwasser (Liquor amnii)?

Frage 37

Wie lautet die Definition des Blasensprungs und welche Formen gibt es?

Frage 38

Wie funktioniert der Ferguson-Reflex?

Antwort 36

Die **Funktionen des Fruchtwassers** sind

- Schutz vor Austrocknung und mechanischen Einwirkungen
- sorgt für Bewegungsfreiheit des Feten und ermöglicht Wachstum
- Flüssigkeitsspender für das Kind
- Bindeglied im feto-maternalen Stoffaustausch
- Zirkulation in der fetalen Lunge (zur Entfaltung und Entwicklung)

Antwort 37

Unter einem **Blasensprung** (BS) versteht man die spontane Ruptur der Eihäute mit daraufolgendem Abgang von Fruchtwasser.

- **vorzeitiger BS:** vor Beginn der Eröffnungsperiode (EÖP), also vor dem Einsetzen zervixwirksamer Wehen
- **frühzeitiger BS:** während der EÖP, MM 1–9 cm
- **rechtzeitiger BS:** BS bei vollständig eröffnetem MM
- **verspäteter BS:** BS in der Austreibungsperiode
- **hoher BS:** BS oberhalb des unteren Eipols, tröpfchenweise Flüssigkeitsabgang
- **doppelter BS:** BS am unteren Eipol nach erfolgtem hohen BS = zweizeitiger BS
- **falscher BS:** Abgang von Flüssigkeit, die aus den Zwischenräumen von Amnion und Chorion oder Chorion und Dezidua stammt, etwa 1–2 EL
- **Caput galeatum:** Geburt des Kindes in der erhaltenen Fruchtblase (= Glückshaube)

Antwort 38

Ferguson-Reflex:

- Der zunehmende Druck des VT löst zusätzlich einen Zervixreiz aus, der über einen direkten Reflexbogen über das Rückenmark auf das Myometrium wirkt.
- Die zunehmende Dehnung der Uteruswand und der Zervix führt zu einer reflektorischen **Oxytocinfreisetzung.** Sowohl die Dehnung der Zervix als auch der zunehmende Druck des VT auf das untere Uterinsegment führen zu dieser Steigerung.

Frage 39

Wie erklären Sie das funktionelle (aktive und passive) Verhalten der Uterusanteile?

Frage 40

Bitte beschreiben Sie eine Wehe mit den Begriffen Kontraktion, Retraktion und Distraktion.

Frage 41

Was ist die Bandl'sche Furche?

Frage 42

Was ist die Voraussetzung für eine physiologische Weheneffizienz?

Antwort 39

- Fundus und Corpus = kontraktiler und damit aktiver Teil des Uterus
- Zervix und unteres Uterinsegment = distraktiler und passiver Teil

Außerhalb der Gravidität gehört das untere Uterinsegment als Isthmus uteri zur Zervix, während der Gravidität wird es zum Corpus gezählt (schafft Platz für das Wachstum des Feten; unter der Geburt gehört es durch Mangel an kontraktilen Fasern wieder zur Zervix)

Antwort 40

- **Kontraktion** = Zusammenziehen der (Uterus-)Muskulatur

⇩

- **Retraktion** = Verkürzen des Muskels (Muskelwand wird dicker, Oberfläche kleiner)

⇩

- Dadurch entsteht ein Zug auf das untere Uterinsegment sowie die Zervix und beide werden gedehnt, also auseinander gezogen = **Distraktion**

Antwort 41

Die **Bandl'sche Furche** ist der von außen sichtbare Kontraktionsring, der

- die Grenze zwischen dem distraktilen/passiven (also nicht kontraktionsfähigen) und dem kontraktilen/aktiven (also kontraktionsfähigen) Uterusabschnitt darstellt
- Das Hochsteigen der Bandl'schen Furche auf Nabelniveau ist ein Hinweis auf eine drohende Uterusruptur

Antwort 42

Voraussetzung für eine physiologische Wehentätigkeit:

3fach absteigender Gradient:

- die Kontraktion beginnt im Fundus
- sie dauert im Fundus am längsten
- die Kontraktionskraft nimmt vom Fundus zur Zervix hin ab (= Fundale Dominanz)

Frage 43

Welche Arten von Wehen gibt es, wann treten sie auf und was bewirken sie?

Antwort 43

Schwangerschaftswehen	Kommen in der gesamten Schwangerschaft vor, fördern die utero-plazentare Durchblutung und somit das Wachstum des Kindes
Alvarez-Wellen	Kommen ab der 20. SSW vor und sind ein Wachstumsreiz für das Myometrium
Braxton-Hicks-Kontraktionen	Unregelmäßig und ohne fundale Dominanz, ab der 20. SSW, fördern Wachstum und Durchblutung
Vorwehen, Senkwehen	Ab der 36. SSW, bringen den VT ins Becken und bewirken die Zervixreifung
Eröffnungswehen	Ab Geburtsbeginn, öffnen den MM in der EÖP, nehmen mit zunehmender MM-Weite an Intensität und Frequenz zu
Austreibungswehen	Ab Vollständigkeit des MM, bewirken das Tiefertreten des VT
Presswehen	Austreibung des Kindes
Nachgeburtswehen	Von der Geburt des Kindes bis zur Geburt der Plazenta; bewirken die Lösung der Plazenta und die erste Blutstillung an deren Haftstelle
Nachwehen	Treten im Wochenbett auf, fördern Blutstillung und Rückbildung; sie verstärken sich bei Stillaktivität (Reizwehen)

Frage 44

Wie beschreiben Sie die Begriffe Basaltonus, Wehenamplitude, Wehendauer, Wehenfrequenz und Wehenpause?

Antwort 44

Basaltonus	Als Basaltonus oder Ruhetonus ist jener Druck definiert, den der Uterus in wehenlosem Zustand auf seinen Inhalt ausübt
Wehenamplitude	Drückt die Intensität einer Wehe aus. Als Wehenamplitude bezeichnet man die Zunahme des intrauterinen Drucks während einer Kontraktion, ausgehend vom Basaltonus
Wehendauer	Zeit vom Beginn des Stadium incrementi bis zum Abklingen des Stadium descrementi; die Wehe dauert länger als sie palpatorisch erfassbar ist
Wehenfrequenz	Anzahl der Wehen in einem bestimmten Zeitraum, erhöht sich mit dem Fortschreiten der Geburt
Wehenpause	Die Zeit zwischen zwei Wehen, wichtig für Ruhephasen der Mutter und Wiederherstellung der Sauerstoffversorgung des Kindes (Cave: Polysystolie)

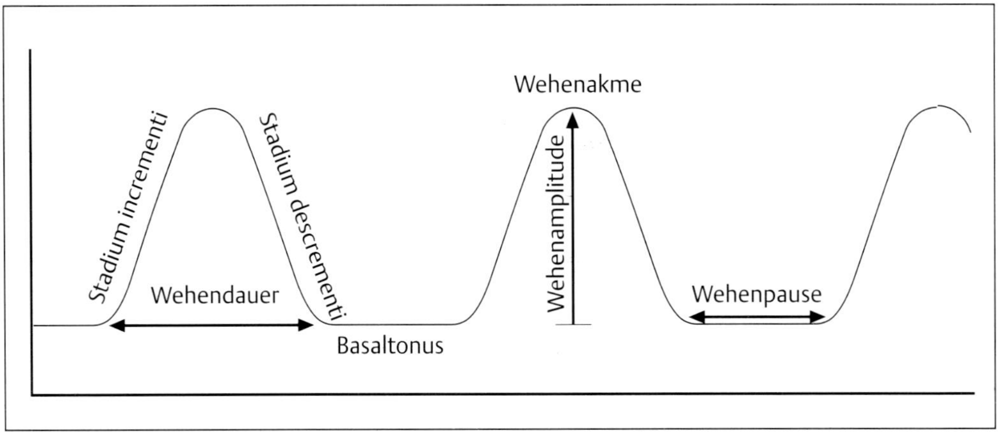

Abb. 20

Frage 45

Welche Möglichkeiten hat der kindliche Kopf, sich an die unterschiedlichen Formen der einzelnen Beckenräume anzupassen?

Frage 46

In welche Schweregrade lassen sich die Dammrisse einteilen?

Antwort 45

Der kindliche Kopf passt sich an die einzelnen Beckenräume durch **Flexion – Rotation – Deflexion** bei gleichzeitigem Tiefertreten (**Progression**) und mit Hilfe der Konfiguration der Scheitelbeine an.

Antwort 46

- **DR I°** = Längs- oder querverlaufender Riss der Dammhaut und des subkutanen Fettgewebes
- **DR II°** = Riss des M. bulbocavernosus
- **DR III°** = An- oder Durchriss des M. sphincter ani, die vordere Darmwand ist intakt
- **DR IV°** = Der M. sphincter ani ist zerrissen, zusätzlich die vordere Darmwand

Frage 47

Wie definieren Sie die Begriffe Lage, Poleinstellung, Stellung, Einstellung und Haltung?

Antwort 47

- **Lage** = Verhältnis zwischen der Längsachse des Kindes und der Längsachse des Uterus (Längs-, Schräg- oder Querlage)
- **Poleinstellung:** Sie gibt an, mit welchem Teil sich das Kind im Geburtskanal eingestellt hat. Eine vollkommene Steißlage ist demnach eine regelrechte Lage, jedoch eine regelwidrige Poleinstellung
- **Stellung:** Sie gibt das Verhältnis zwischen dem kindlichen Rücken (bei der Querlage dem Kopf) und der Uterusinnenwand an
  Rücken links = I. Stellung   Rücken vorn = a-Stellung
  Rücken rechts = II. Stellung   Rücken hinten = b-Stellung
- **Einstellung:** Sie gibt an, wie sich der vorangehende Teil im Geburtskanal einstellt, also präsentiert, tastbar anhand des Pfeilnahtverlaufs bzw. bei Steißlagen der Analfalte
  Regelrechte Einstellung – im BE querer PN-Verlauf
  Regelwidrige Einstellung – im BE gerader PN-Verlauf
- **Haltung:** Sie gibt die Beziehung der einzelnen Kindsteile zueinander an, besonders die des Kopfes zum Rumpf, tastbar anhand des Fontanellenstands

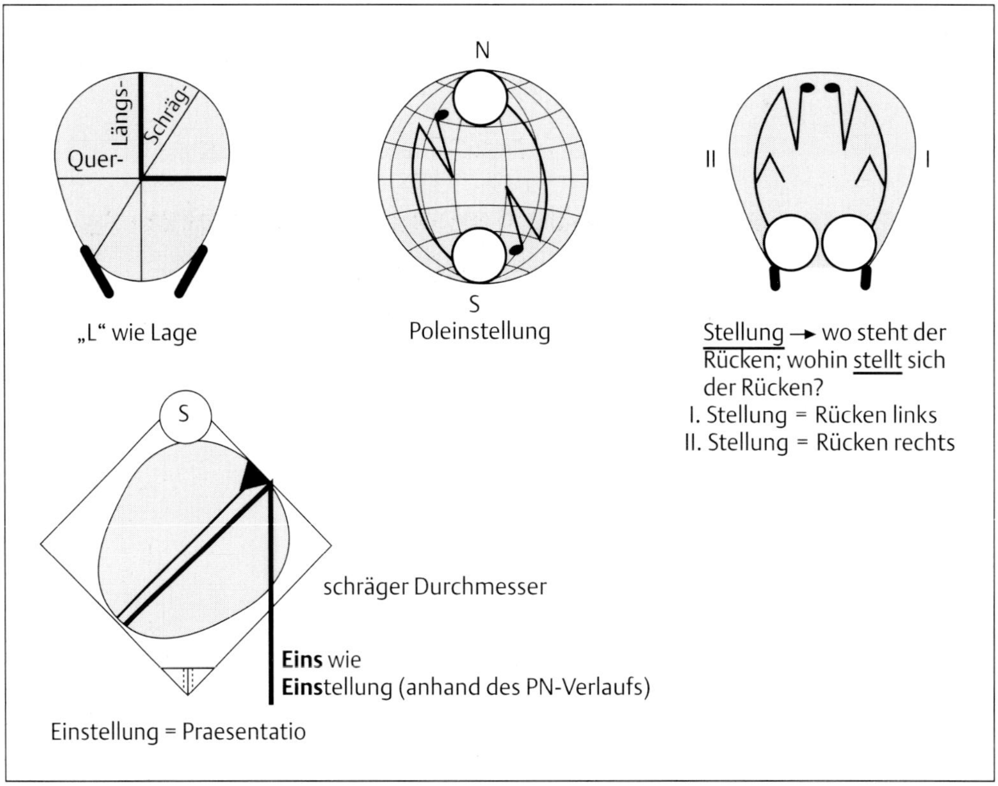

Abb. 21 Eselsbrücken

Frage 48

a) Bitte beschriften Sie diese beiden Abbildungen und geben Sie die dazugehörigen Zentimeterangaben an!

große Fontanelle
kleine Fontanelle
Pfeilnaht
Kranznaht
Stirnnaht
Lambdanaht
Os parietalis
Diameter biparietalis
Diameter bitemporalis
Diameter suboccipito-bregmatica
Diameter fronto-occipitalis
Diameter mento-occipitalis

b) Was ist das günstigste Durchtrittsplanum bei Kopflagen und wieviel Zentimeter beträgt der entsprechende Kopfumfang?

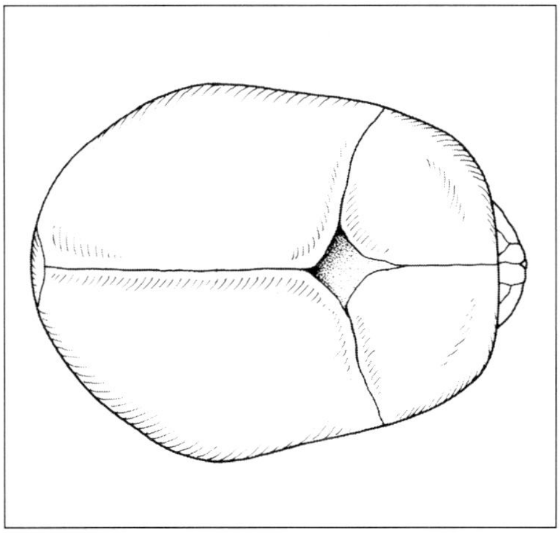

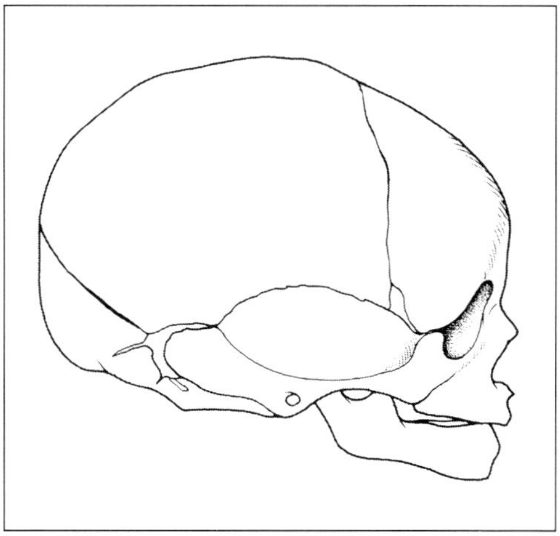

Antwort 48

a) Diameter biparietalis: ca. 10 cm
Diameter bitemporalis: ca. 9 cm
Diameter suboccipito-bregmatica: ca. 10 cm
Diameter fronto-occipitalis: ca. 12 cm
Diameter mento-occipitalis: ca. 14 cm

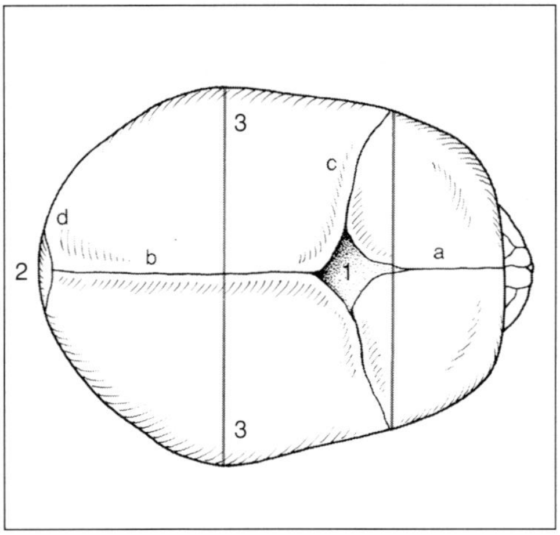

Abb. 22
Aufsicht eines Neugeborenenschädels:
großer querer Durchmesser = D. biparietalis,
kleiner querer Durchmesser = D. bitemporalis.
a = Stirnnaht, b = Pfeilnaht, c = Kranznaht,
d = Lambdanaht, 1 = große Fontanelle,
2 = kleine Fontanelle, 3 = Os parieta

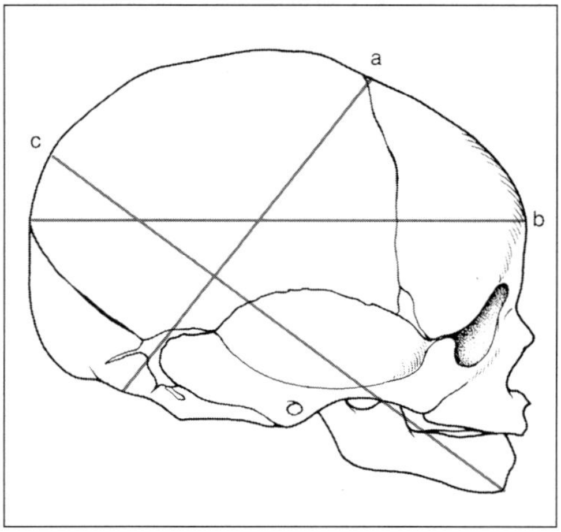

Abb. 23
Seitenansicht eines Neugeborenenschädels.
a = Diameter suboccipitobregmatica,
b = Diameter frontooccipitalis,
c = Diameter mentooccipitalis

b) Das **günstigste Durchtrittsplanum** bei Kopflagen ist das Planum suboccipito-bregmaticum, kleiner schräger Umfang ca. 32 cm.

Frage 49

Wie lautet die Lagerungsregel?

Frage 50

In welche Phasen lässt sich die Geburt unterteilen?

Frage 51

Sie entbinden eine Kreißende mit der Blutgruppe 0 rh-negativ.
Welche Art der Abnabelung wählen Sie und warum?

Antwort 49

Lagerungsregel: Man lagert die Frau auf die Seite, auf der der kindliche Teil ist, der die Führung übernehmen, also tiefer treten und nach vorn rotieren soll.

Antwort 50

Eröffnungsperiode	Vom Einsetzen zervixwirksamer Wehen bis zur vollständigen Eröffnung des MM	Durch **Eröffnungswehen** Erstgebärende 8–10 Stunden Mehrgebärende 6–8 Stunden
Austreibungsperiode	Ab vollständiger Eröffnung des MM bis zur Geburt des Kindes	Durch **Austreibungswehen** tritt das Kind im Geburtskanal tiefer. Mit den **Presswehen** wird das Kind geboren. Erstgebärende: bis zu 2 Stunden Mehrgebärende: 0,5–1 Stunde
Nachgeburtsperiode	Ab der Geburt des Kindes bis zur Ausstoßung der vollständigen Plazenta	Durch **Nachgeburtswehen** wird die Plazenta gelöst und ausgestoßen

Antwort 51

- Sofortabnabelung, um den Übertritt von mütterlichen AK gering zu halten
- Nabelstumpf lang lassen für evtl. Austauschtransfusion
- Nabelschnur nicht ausstreichen
- Nabelschnurblut für Bestimmung der kindlichen Blutgruppe nicht vergessen!

Frage 52

Wie ist der Pfeilnaht-Verlauf in BM bei folgenden Einstellungen? Vervollständigen Sie dazu die Tabelle!

	I. vordere HHL	I. hintere HHL	II. vordere HHL	II. hintere HLHL
Beschreibung				
Zeichnung/ Skizze				

Frage 53

a) Wie ist die Schulterdystokie definiert?
b) Welche Umstände begünstigen sie?

Frage 54

Welche Maßnahmen stehen zur Therapie des hohen Schultergeradstandes zur Verfügung?

Antwort 52

	I. vordere HHL	I. hintere HHL	II. vordere HHL	II. hintere HLHL
Beschreibung	Die Pfeilnaht verläuft von links vorne nach rechts hinten	Die Pfeilnaht verläuft von links hinten nach rechts vorn	Die Pfeilnaht verläuft von rechts vorn nach links hinten	Die Pfeilnaht verläuft von rechts hinten nach links vorn
Zeichnung/ Skizze	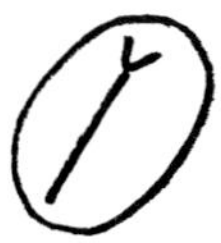	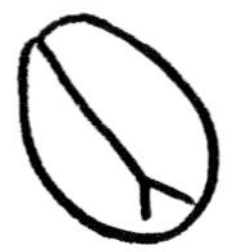	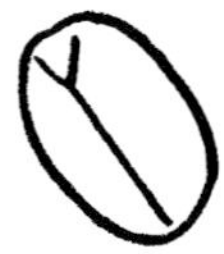	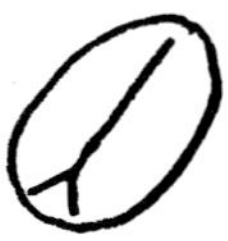

Antwort 53

a) **Schulterdystokie** = Geburtsstillstand nach der Geburt des Kopfes infolge einer fehlenden oder ungenügenden Schulterdrehung

b) Sie wird begünstigt durch:

- makrosome Kinder
- tote Kinder (fehlende Eigenspannung)
- aggressives Kristellern
- vaginal-operative Entbindungen aus Beckenmitte

Antwort 54

Vorgehen bei einem hohen Schultergeradstand:

- Ruhe bewahren
- Arzt informieren
- Episiotomie anlegen oder erweitern
- MacRoberts-Manöver zur Stellungsänderung der Symphyse, die (nach Borell und Fernström) eine Erweiterung im Beckeneingangsraum um 0,5 cm schafft und die Symphyse über die vordere Schulter hebt
- Umlagerung in den Vierfüßlerstand, um ein Überspringen der Symphyse über die vordere eingekeilte Schulter zu bewirken
- Innere Rotation der Schulter
- Suprasymphysärer Druck
- Äußere Überdrehung des Kopfes nach Martius
- Entwicklung des hinteren Armes

Die Reihenfolge der einzelnen Punkte ist hausintern verschieden!

Frage 55

Wie führen Sie eine äußere Überdrehung des Kopfes bei einer I. Stellung durch und warum?

Antwort 55

Der Kopf wird in entgegengesetzter Richtung der physiologischen Drehung bewegt, um die Schulterbreite zunächst auf dem BE in einen queren Durchmesser zu rotieren, damit sie in das Becken eintreten kann.

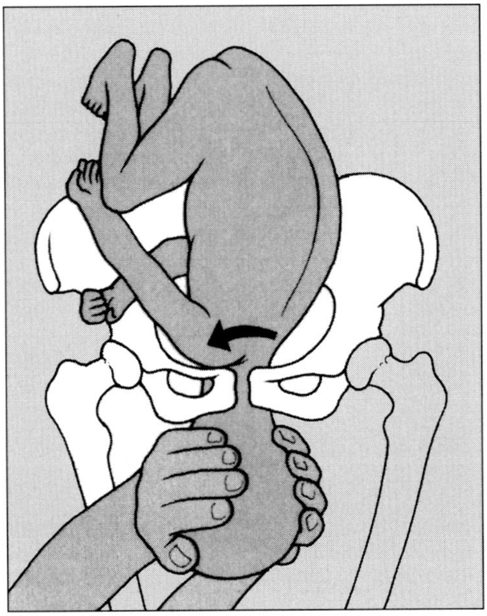

Abb. 24
Äußere Überdrehung des Kopfes zur Überwindung eines hohen Schultergeradstandes. Der Rücken des Kindes steht auf der linken Seite (1. Stellung); der Kopf wird nach rechts herüber „überdreht“.

Frage 56

Beschreiben Sie die vordere und die hintere Scheitelbeineinstellung!

Antwort 56

Vordere Scheitelbeineinstellung	Hintere Scheitelbeineinstellung
= verstärkte Naegele'sche Obliquität	= verstärkte Litzmann'sche Obliquität
= hinterer Asynklitismus	= vorderer Asynklitismus
PN nach hinten abgewichen	PN nach vorn abgewichen
Vorderes Scheitelbein stellt sich ein	Hinteres Scheitelbein stellt sich ein
Geburtsmöglich	Geburtsunmöglich (Schulter bleibt am Promontorium hängen)

Cave: Die vordere ist förderlich, die hintere ist hinderlich.

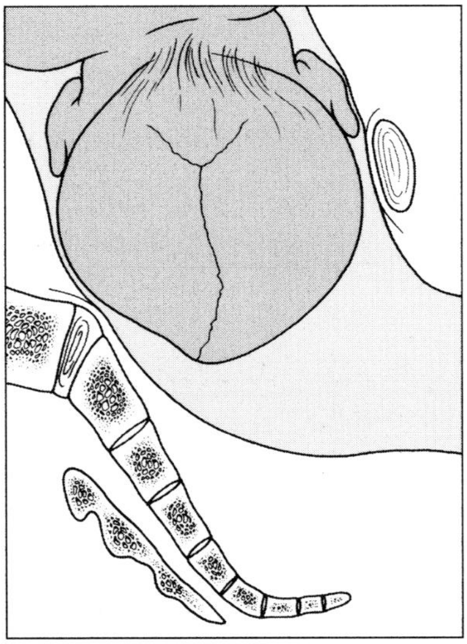

Abb. 25
Vordere Scheitelbeineinstellung. Die Pfeilnaht ist dem Promontorium genähert. Das vordere Scheitelbein hat die Führung übernommen.

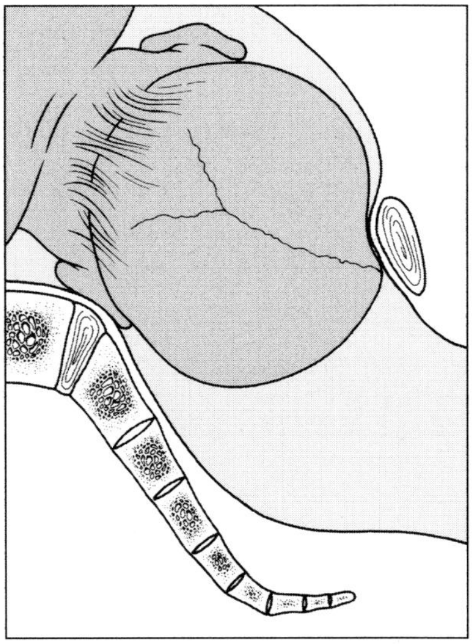

Abb. 26
Hintere Scheitelbeineinstellung. Die Pfeilnaht ist der Symphyse genähert. Das hintere Scheitelbein hat die Führung übernommen.

Synklitisch bedeutet, die PN liegt in der Führungslinie.
Asynklitisch bedeutet, die PN ist von der Führungslinie abgewichen.

An vielen Schulen wird die vordere Scheitelbeineinstellung mit dem vorderen Asynklitismus und die hintere Scheitelbeineinstellung mit dem hinteren Asynklitismus gleichgesetzt, was jedoch nicht korrekt ist.

Asynklitisch bedeutet „abgeneigt" oder „abgewichen". So ist bei einem vorderen Asynklitismus die PN nach vorn abgewichen, damit stellt sich das hintere, und nicht das vordere Scheitelbein ein!

Frage 57

Nennen Sie Zeichen der drohenden und der eingetretenen Uterusruptur!

Frage 58

Befund: III. Gebärende mit kräftiger Wehentätigkeit.
Vaginale Untersuchung: MM 8 cm, Fruchtblase prall, kleines Becken leer; bei der äußeren Betrachtung fällt eine querovale Fruchtwalze auf;
Punctum maximum der FHF liegen im Nabelbereich.
Welchen Verdacht haben Sie und wie sieht das Procedere aus?

Frage 59

Sie betreuen eine Erstgebärende in der Eröffnungsperiode (EÖP) mit leichter Wehentätigkeit.
Im Verlauf der EÖP springt die Fruchtblase spontan und es geht stark blutiges Fruchtwasser ab.
Im CTG zeigt sich ein pathologisches FHF-Muster.
An was müssen Sie denken?

Antwort 57

Drohende Uterusruptur	Eingetretene Uterusruptur
Wehensturm, Dauerkontraktion (Tetanus uteri)	Wehenlosigkeit nach Wehensturm
Hochsteigen der Bandl'schen Furche in Nabelhöhe und darüber	Pathologische CTG-Muster
Unerträgliche Wehenschmerzen, als ob innen etwas zerreißen würde	Rupturschmerz
Auffällige Druckempfindlichkeit zwischen Nabel und Symphyse	Kindsteile unter der Bauchdecke tastbar
Dehnungsschmerz an den Mutterbändern	Evtl. vaginale Blutung
Ängstliche Kreißende, Todesangst, unruhig, blass, flatternder, beschleunigter Puls	Kollaps, Schocksymptomatik
VU: VT ist dem BE „federnd“ aufgesetzt, Geburtsgeschwulst, Ödembildung am MM	**VU:** VT auf/über BE beweglich

Antwort 58

V. a. Querlage

Procedere:

- Arzt informieren
- Wehenhemmung
- Beckenhochlagerung
- Vorbereitung zur Sectio

Antwort 59

Insertio velamentosa-Einriss (dabei blutet stets das Kind!)

Frage 60

In welchen geburtshilflichen Situationen müssen Sie verstärkt mit dem Vorfall kleiner Teile rechnen?

Antwort 60

In folgenden Situationen muss man mit dem **Vorfall kleiner Teile** rechnen:

- Querlage
- Hydramnion
- hochstehender Kopf
- BEL
- Frühgeburt
- vorzeitiger Blasensprung
- Amniotomie bei ungünstigem Höhenstand und regelwidrigen Einstellungen im BE
- Hoher Geradstand

Frage 61

Nennen Sie
a) Leitstelle
b) Hypomochlion
c) Haltung
d) Austrittsbewegung und
e) Durchtrittsplanum bei

1. **der vorderen Hinterhauptslage**
2. **der hinteren Hinterhauptslage**
3. **der Vorderhauptslage**
4. **der Stirnlage**
5. **der Gesichtslage**

Antwort 61

1. **Vordere Hinterhauptslage**
   a) Leitstelle: kleine Fontanelle
   b) Hypomochlion: Nackenhaargrenze
   c) Haltung: max. Flexion
   d) Austrittsbewegung: Deflexion
   e) Durchtrittsplanum: Planum suboccipito-bregmaticum (ca. 32 cm)

2. **Hintere Hinterhauptslage**
   a) Leitstelle: kleine Fontanelle bis Scheitel
   b) Hypomochlion: große Fontanelle bis Stirnhaargrenze
   c) Haltung: max. Flexion
   d) Austrittsbewegung: Deflexion
   e) Durchtrittsplanum: Planum suboccipito-bregmaticum (32 cm)

3. **Vorderhauptslage**
   a) Leitstelle: große Fontanelle
   b) Hypomochlion: Stirnhaargrenze bis Nasenwurzel
   c) Haltung: leichte Deflexionshaltung
   d) Austrittsbewegung: erst Beugung, dann Streckung
   e) Durchtrittsplanum: Planum fronto-occipitale (34 cm)

4. **Stirnlage**
   a) Leitstelle: Stirn/Glabella
   b) Hypomochlion: Jochbein/Maxilla
   c) Haltung: Deflexionshaltung
   d) Austrittsbewegung: erst Beugung, dann Streckung
   e) Durchtrittsplanum: Planum zygomatico-/maxillo-parietale (36–37 cm)

5. **Gesichtslage**
   a) Leitstelle: Kinn
   b) Hypomochlion: Zungenbein
   c) Haltung: max. Deflexionshaltung
   d) Austrittsbewegung: reine Flexion
   e) Durchtrittsplanum: Planum hyo-/tracheo-parietale (34 cm)

Frage 62

Welche „Anomalien" liegen vor:
a) beim hohen Geradstand?
b) bei der hinteren Hinterhauptslage?
c) bei der II. reinen Steißlage?
d) bei der I. dorsoposterioren Querlage?
e) bei der I. dorsoposterioren Gesichtslage?
f) bei der II. dorsoanterioren Vorderhauptslage?
g) beim I. tiefen Querstand?

Antwort 62

Anomalien

a) hoher Geradstand	Einstellungsanomalie (Pfeilnaht steht gerade statt quer auf oder im BE)
b) hintere Hinterhauptslage	Stellungsanomalie (das Hinterhaupt und damit der Rücken sind nach hinten gerichtet statt nach vorn hin zur Symphyse)
c) II. reine Steißlage	Poleinstellungsanomalie (der Steiß hat sich anstatt des Schädels eingestellt)
d) I. dorsoposteriore Querlage	Lageanomalie (regelrecht wäre eine Längslage)
e) I. dorsoposteriore Gesichtslage	Haltungsanomalie (das Kinn hat anstatt der kleinen Fontanelle die Führung übernommen) Stellungsanomalie (der Rücken ist nach hinten gerichtet, bei Deflexionslagen ist das die günstigere Stellung)
f) II. dorsoanteriore Vorderhauptslage	Haltungsanomalie (die große Fontanelle hat anstatt der kleinen Fontanelle die Führung übernommen)
g) I. tiefer Querstand	Einstellungsanomalie (die Pfeilnaht steht quer statt gerade im BA) Haltungsanomalie (wenn beide Fontanellen auf gleicher Höhe zu tasten sind)

Frage 63

Warum ist es sinnvoll, eine Frau mit einer I. mentoanterioren Gesichtslage in Beckenmitte auf die rechte Seite zu lagern?

Frage 64

**Welche Stellung ist typisch für Deflexionslagen?
Was können Sie über die Dammbelastung bei der Geburt sagen?**

Frage 65

**Welche Deflektionslagen sind gebärunfähig?
Geben Sie hierfür eine kurze Begründung an!**

Antwort 63

Bei der **I. mentoanterioren (= dorsoposterioren) Gesichtslage** kann man sich gut an der Lagerungsregel orientieren: Das Kinn **ist** und **soll** auch Leitstelle bleiben!

Aus diesem Grund lagert man die Frau auf die Seite des kindlichen Kinns, damit dieses auch Leitstelle bleibt und das günstigere Durchtrittsplanum beibehalten werden kann.

Lagert man die Frau beispielsweise auf die Seite des kindlichen Rückens, also auf die linke Seite der Kreißenden, so wird entweder das Jochbein oder der Oberkiefer zur Leitstelle. Damit würde sich das Durchtrittsplanum von 34 cm (Planum hyo- bzw. tracheo-parietale) auf 36–37 cm (Planum zytomatico- bzw. maxillo-parietale) vergrößern und somit den Austrittsmechanismus deutlich erschweren.

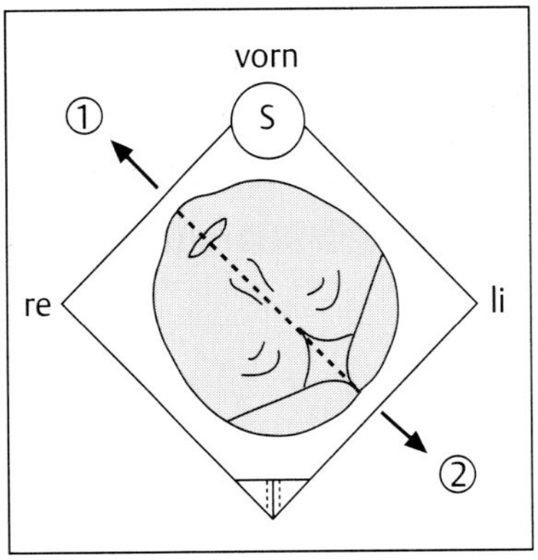

Abb. 27
--- Gesichtslinie
① mentoanterior Kinn nach vorn gerichtet
② I. Stellung Rücken links
tastbare Konturen: Kinn (= Leitstelle), Mund (Saugbewegung), Nase, Augen, Augenbrauen
Durchtrittsplanum: Planum hyo- bzw. tracheo-parietale 34 cm

Antwort 64

Deflexionslagen verlaufen größtenteils mit nach hinten gerichtetem Rücken (dorsoposterior) = Stellungsanomalie.

Bei der Austrittsbewegung drückt das breite Hinterhaupt ins Dammgewebe hinein, was eine erhöhte Dammrissgefahr zur Folge hat. Auch der größere funktinale Kopfumfang belastet den Damm.

Durch die ungünstigere Kopfhaltung und Rückenstellung verläuft die Austreibungsphase verzögert.

Antwort 65

Gebärunfähige Deflexionslagen:

- Nasoposteriore (dorsoanteriore) Stirnlage: größtes Durchtrittsplanum 36–37 cm; hohe Reibung
- Mentoposteriore (dorsoanteriore) Gesichtslage: da der Kopf schon maximal deflektiert ist, hat er keine Möglichkeit mehr, sich an der Symphyse abzustemmen und somit die Austrittsbewegung zu vollziehen.

Frage 66

Sie übernehmen zu Dienstbeginn eine Kreißende, die in Kürze sectioniert werden soll. Welche Vorbereitungen sind zu treffen?

Frage 67

Wie sehen die ersten Maßnahmen bei einem Nabelschnurvorfall bis zum Eintreffen des Arztes aus?

Antwort 66

Vorbereitungen zum Kaiserschnitt:

- Information der Kreißenden über die vorzunehmenden Tätigkeiten
- Dauerkatheter unter aseptischen Bedingungen
- Rasur im OP-Bereich (Ausmaß hausintern verschieden)
- Antithrombosestrümpfe
- OP-Hemd und OP-Haube
- Brille, Kontaktlinsen, Zahnprothesen, Schmuck (auch Piercing) und Nagellack entfernen
- Kontrolle der Papiere (Einverständnis, Aufklärung, Laborwerte)
- Natriumcitrat, Pepdul® und Paspertin®,
- Sicherer großvolumiger venöser Zugang vorhanden?
- ggf. Volumensubstitution i.v. zur PDA
- Gewährleistung einer kontinuierlichen CTG-Überwachung, evtl. auch im OP (hausintern verschieden)
- Information von Anästhesie, OP-Team, evtl. pädiatrischer Abteilung

Antwort 67

Erstmaßnahmen bei einem Nabelschnurvorfall

- Arzt informieren (von Hilfsperson ausführen lassen)
- VT hoch schieben, um damit den Druck auf die Nabelschnur zu reduzieren
- extreme Beckenhochlagerung oder Knie-Ellenbogen-Lage, je nach der Lokalisation der Nabelschnur (Beispiel: Ist die Nabelschnur hinten in der Kreuzbeinhöhle zu tasten, so empfiehlt sich selbstverständlich die Knie-Ellenbogen-Lage)
- Akuttokolyse (Bolus mit Fenoterol oder Berotec®-Spray)
- Harnblase nicht katheterisieren (eine leere Blase wirkt wehenfördernd und erleichtert dem VT den Eintritt ins Becken; in einigen Literaturstellen wird sogar das Auffüllen der Harnblase mit Ringerlösung empfohlen)
- soweit möglich Vorbereitung zur Sectio

Frage 68

Welche Komplikationen können aus einem persistierenden hohen Geradstand resultieren?

Frage 69

Warum ist der Damm bei der hinteren HHL stärker belastet als bei der vorderen HHL?

Frage 70

Wie leiten Sie eine protrahierte Geburt?

Antwort 68

Mögliche Komplikationen eines persistierenden hohen Geradstands:

- Uterusruptur (Unüberwindliches Geburtsobjekt und Wehensturm führen zur Uterusruptur!)
- Drucknekrosen an Symphyse und Promontorium
- fetale Hypoxie
- kindliche Hirnblutung und Drucknekrosen an Hinter- und Vorderhaupt
- Vorfall kleiner Teile
- AIS (Amnioninfektionssyndrom), denn die Diagnose des hohen Geradstandes stellt sich erst mit dem Blasensprung

Antwort 69

Besondere **Dammbelastung** bei der hinteren HHL:

- Das breite Hinterhaupt wird anstelle des schmalen Vorderhauptes über den Damm geboren
- Die Austrittsbewegung (also reine Deflexion) erfolgt in das Dammgewebe hinein
- Erhöhte Reibung durch maximale Zwangsbeugehaltung
- Ungünstiges Hypomochlion (flache Stirnhaargrenze anstelle der runden Nackenhaargrenze) → das Vorderhaupt nutzt den runden Schambogen nicht so gut aus → erhöhter Platzbedarf in der Dammregion (Regio perinealis)

Antwort 70

Leitung einer protrahierten Geburt:

- Vaginale Untersuchung, um evtl. Einstellungs- oder Haltungsanomalien durch eine entsprechende Lagerung beseitigen zu können
- Harnblase entleeren, denn eine volle Blase hemmt die Wehentätigkeit und den Eintritt des VT ins Becken
- Wehentropf bei hypokinetischer Wehenstörung
- Bei unauffälligen FHF-Mustern: die Gebärende mobilisieren, ggf. Entspannungsbad (bei suspektem CTG Überwachung mittels Telemetrie)
- Für Schmerzerleichterung sorgen (der Kopfeintritt ins Becken verhindert oft ein spastisches unteres Uterinsegment)
- Amniotomie (jedoch nur bei kopfgünstigem [!] Befund) durch Arzt
- Gebärende zur Mitarbeit motivieren

Frage 71

Welche Symptome/Befunde entwickeln sich bei einem Amnioninfektionssyndrom bei Mutter und Kind?

Frage 72

Wann spricht man von einer vollkommenen Steiß-Fuß-Lage?

Frage 73

Was sind typische Gefahren bzw. Komplikationen bei der spontanen BEL-Entbindung?

Antwort 71

Bei einem **AIS** fallen folgende Symptome auf:

Mutter:

- Leukozytose, Anstieg des CRP
- Febris sub partu
- druckempfindlicher Uterus

Kind:

- tachykardes CTG mit Oszillationsverlust
- fötide riechendes Fruchtwasser
- abnehmende fetale Bewegungen

Antwort 72

Von einer **vollkommenen Steiß-Fuß-Lage** spricht man, wenn

- Füße und Steiß auf gleicher Höhe tastbar sind und
- der Muttermund vollständig eröffnet und
- die Fruchtblase gesprungen ist.

Bei einem MM-Befund von 3 cm kann man korrekterweise noch nicht von einer Steiß-Fuß-Lage sprechen, da bei diesem Anfangsbefund der Steiß noch durch das untere Uterinsegment zurückgehalten wird und sich somit aus „Platzgründen" nur die Füße einstellen können.

Antwort 73

Bei einer **spontanen BEL-Entbindung** können folgende Komplikationen auftreten:

- Sauerstoffmangel, sobald der Steiß geboren ist (Abklemmung der Nabelschnur) und der Kopf nicht rasch folgen kann, z. B. beim Hochschlagen der Arme
- intrakranielle Blutungen bei Tentoriumriss (nach Manipulation am Kind)
- Weichteilschwierigkeiten bzw. verlangsamte EP (ein weicher Steiß dehnt das untere Uterinsegment langsamer als ein harter, runder, gleichförmiger Schädel)
- vorzeitiger Blasensprung (durch den oft noch hochstehenden Steiß ist der untere Blasenpol schlecht geschützt)
- Nabelschnurvorfall (resultiert ebenfalls aus dem hochstehenden Steiß in Verbindung mit einem Blasensprung)

Frage 74

Nennen Sie mögliche Komplikationen beim Vorliegen eines Hydramnions unter der Geburt!

Frage 75

Wie führen Sie eine intrauterine Reanimation durch?

Antwort 74

Beim Vorliegen eines **Hydramnions** unter der Geburt können folgende Komplikationen auftreten:

- Nabelschnurvorfall/Vorfall kleiner Teile
- primäre/sekundäre Wehenschwäche
- atonische Nachblutung

Punkt 2 und 3 resultieren aus der Überdehnung des Myometriums

Antwort 75

Intrauterine Reanimation

- Lagerungswechsel (Nabelschnurkompression durch ungünstige Kindslage beheben)
- Oxytocininfusion stoppen (bei Dauerkontraktion oder Wehensturm))
- Bolustokolyse (uterine Durchblutung verbessern)
- Information des Arztes
- VU, um einen Nabelschnurvorfall auszuschließen
- Evtl. Vorhalten einer Sauerstoffmaske zur besseren O_2-Versorgung der Mutter

Cave:

Die intrauterine Reanimation resultiert aus einer fetalen Notlage, meistens einer Bradykardie.

Pädiatrie

Frage 76

Vervollständigen Sie das Schema nach Virgina Apgar!

	0 Punkte	1 Punkt	2 Punkte
Atmung			
Puls			
Grundtonus			
Aussehen			
Reflexe			

Frage 77

Wie entsteht die Neugeborenen-Gelbsucht?

Frage 78

Welche Mechanismen können für den Neugeborenenikterus verantwortlich sein?

Antwort 76

	0 Punkte	1 Punkt	2 Punkte
Atmung	fehlt	langsam unregelmäßig Schnappatmung	regelmäßig, schreien
Puls	fehlt	unter 100	über 100
Grundtonus	schlaff	träge Flexionsbewegung	aktive Bewegungen
Aussehen	blaß, blau	Akrozyanose (Stamm rosig, Extremitäten blau)	rosig
Reflexe	fehlen	Grimassieren	Husten Niesen Schreien

Antwort 77

Post partum zerfallen vermehrt Erythrozyten. Hierbei entsteht freies Bilirubin, welches sich mit Eiweißen zu fettlöslichem indirektem Bilirubin verbindet. Dieses wird in der Leber mittels Glukuronyltransferase zu wasserlöslichem Bilirubin umgewandelt und kann dann ausgeschieden werden.

Fällt mehr indirektes Bilirubin an, als die Leber verstoffwechseln kann, lagert sich das fettlösliche Bilirubin im Unterhautfettgewebe ab und führt so zum Ikterus.

Antwort 78

Mögliche Ursachen des Neugeborenenikterus:

- Mangel an Glukuronyltransferase
- Unreife der Leber
- höherer Hämatokrit und damit erhöhter Zellumsatz
- Lebensdauer der Erythrozyten 60–70 Tage statt 120 Tage, früherer Zerfall
- erhöhter Anfall stoffwechselbedingten Bilirubins
- erhöhter enterohepatischer Kreislauf in den ersten Lebenstagen
- verminderte Ausscheidung (Oligurie)
- niedriges Albumin oder niedrige andere Transportsysteme
- evtl. Geburtsverletzungen, die zusätzlich zu einem Blutabbau führen (Kephalhämatom)
- Partusisten und Oxytocin sub partu belasten die fetale Leber postnatal
- Gallengangsatresie (Icterus prolongatus)
- Hypothyreose (allgemein verlangsamter Stoffwechsel)
- Blutgruppen- und Rhesusunverträglichkeiten

Frage 79

Wie sieht die Therapie des Neugeborenenikterus aus?

Frage 80

Was versteht man unter einem Kernikterus?

Frage 81

Worin besteht der Unterschied zwischen einer oberen und einer unteren Plexuslähmung?

Antwort 79

Therapie des Neugeborenenikterus

- Häufiges Stillen, ausreichend Flüssigkeit
- UV-Licht-Bestrahlung (z. B. Kind ans Fenster stellen)
- evtl. Barbiturate (erhöhen den Leberstoffwechsel)
- evtl. Austauschtransfusion

Antwort 80

Übersteigt die Konzentration des indirekten Bilirubins einen bestimmten Wert – bezogen auf Reifegrad, Alter, Gewicht und Allgemeinzustand des Kindes – kann eine Bilirubinenzephalopathie (= Kernikterus) entstehen.

Das Bilirubin überwindet die Blut-Hirn-Schranke und schädigt die Ganglienzellen des Rückenmarks, des Hirnstammes und des Endhirns irreversibel.

Antwort 81

Obere Plexuslähmung	Untere Plexuslähmung
= Erb'sche Lähmung	= Klumpke'sche Lähmung
betroffen sind C5-C6	betroffen sind C7–C8
Oberarm in Adduktion und Innenrotation der Arm hängt schlaff herab abgeschwächter Moro-Reflex	Alle Hand- und Fingermuskeln sind betroffen
Unterarm in Streckung und Pronation Fingerbeweglichkeit bleibt erhalten	Handgreifreflex nicht auslösbar

Frage 82

a) Was ist der Unterschied zwischen einer Omphalozele und einer Gastroschisis?
b) Was tun Sie in einem Belegkrankenhaus bis zum Eintreffen des Kinderarztes?

Frage 83

Welche Verdachtszeichen lassen auf eine Ösophagusatresie schließen?

Antwort 82

a) • **Omphalozele** (= Nabelschnurbruch): Verlagerung großer Teile von Eingeweiden (Dünndarm und Teile der Leber) in eine bruchsackartige Ausweiterung der Nabelschnur.

• **Gastroschisis** (= Laparoschisis) = angeborener Bauchwanddefekt von variabler Größe mit offenem Vorfall großer Teile des Bauchraumes, die Nabelschur ist jedoch „intakt".

b) **Maßnahmen bis zum Eintreffen des Kinderarztes:**

- Inkubator incl. Feuchte- und Wärmezugabe
- Abdeckung der ausgetretenen Organe mit sterilen, in 0,9-%iger NaCl-Lösung getränkten Kompressen oder Tüchern
- Seitenlagerung zur Entlastung
- Legen einer Magensonde zur Verhinderung einer intestinalen Luftfüllung
- Kinder nüchtern lassen

Gefahren: Ruptur, Austrocknung, Peritonitis

Antwort 83

Hinweise auf eine Ösophagusatresie sind:

- Intrauterin: Hydramnion
- Postnatal starker, schaumiger Speichelfluß, der nach dem Absaugen erneut einsetzt
- Rasselnde Atmung, Hustenanfälle, ggf. Zyanose

Cave:

- Aspirationsgefahr beim ersten Stillen bzw. Fütterungsversuch!
  Daher nach der Stabilisierung des Kindes tiefes Absaugen noch im Kreißsaal!
- Nervus vagus-Reizung, durch Absaugen entsteht u. U. eine Bradykardie

Frage 84

Worin unterscheiden sich Geburtsgeschwulst und Kephalhämatom?

Frage 85

Welche Ursachen einer Zyanose des Kindes kennen Sie?

Antwort 84

Geburtsgeschwulst (= Caput succedaneum)	Kephalhämatom
teigig-ödematöse Anschwellung der Kopfhaut extrem ausgebildet bei protrahierten Verläufen durch den Austritt von Lymphflüssigkeit ins umliegende Gewebe aufgrund einer verminderten Blutzirkulation in den Kapillaren	Bluterguss unter der Knochenhaut, entsteht durch das Zerreißen der Kapillargefäße im Periost, besonders bei Vakuum- und Forcepsextraktionen, kann mit großem Blutverlust für das Kind einhergehen **Cave:** keine Punktion! Häufige Folge: Icterus gravis/prolongatus
Ausbreitung auch über die Schädelnähte hinweg	Ausbreitung auf den Bereich eines Schädelknochens begrenzt
bildet sich spontan in 2–3 Tagen zurück	Rückbildung innerhalb weniger Tage

Antwort 85

Mögliche Ursachen einer kindlichen Zyanose sind:

- Herzfehler
- Kälteeinwirkung
- Atemnotsyndrom/Surfactantmangel
- (Mekonium)-Aspiration
- Zwerchfellhernie
- Choanenatresie
- feuchte Lunge (Lungenödem oder Lungenentzündung)
- Sepsis/Infekt
- Phrenikuslähmung (N. phrenicus innerviert das Zwerchfell, wichtigster Atemmuskel)

Frage 86

Welche Symptome zeigen Kinder mit Trisomie 21?

Frage 87

Wie äußert sich eine intrauterine Schädigung durch die Noxe Alkohol?

Antwort 86

Symptome bei Trisomie 21 (Mongoloismus, Down-Syndrom):

- Schrägstellung der Augenlider
- 4-Fingerfurche
- Epikanthus (Lidfalte)
- weiter Augenabstand
- Knopfnase
- dysplastische, kleine Ohren
- heraushängende, große Zunge
- Rötung im Nasen- und Wangenbereich
- verminderter Muskeltonus
- Überstreckbarkeit der Gelenke
- Brachyzephalus
- Sandalenfurche
- Minderwuchs
- Schwachsinn
- Atresien im Magen-Darm-Trakt
- Herzfehler

Antwort 87

Symptome der Alkoholembryopathie:

- Small for date-Babies
- intrauteriner und postnataler Minderwuchs
- Entzugserscheinungen: schrilles Schreien
- niedrige, abgerundete Stirn
- Epikanthus (Lidfalte), antimongoloide Augenstellung
- verkürzte Nase mit nach vorn gerichteten Nasenlöchern
- Retrogenie (Rückverlagerung/Hypoplasie des Unterkiefers)
- schmales Lippenrot
- flaches oder fehlendes Philtrum (= mediane Rinne der Oberlippe)
- häufig Herzfehler
- Genitalanomalien
- Intelligenzminderung

Frage 88

Welche Symptome lassen auf eine Hypothyreose schließen?

Frage 89

a) Welche Ursache hat die Galaktosämie?
b) Was sind ihre Symptome?
c) Wie sieht die Therapie aus?

Antwort 88

Symptome einer Hypothyreose:

- offene, kleine Fontanelle
- Icterus prolongatus (aufgrund des verlangsamten Stoffwechsels)
- Trinkschwäche
- „liebe" Kinder (trinken, schlafen, bewegen sich wenig)
- obwohl die Kinder schlecht trinken, nehmen sie ausreichend zu
- Myxödem = teigig-ödematöse Haut aufgrund von Mukopolysaccharideinlagerungen im subkutanen Fettgewebe
- grobe Gesichtszüge (breite Nasenwurzel, große Zunge, wulstige Lippen)
- Cutis marmorata (marmorierte Haut)
- geringer Muskeltonus (Nabelbruch, vorgewölbter Bauch, Bewegungsarmut)
- Hypotonie, Bradykardie, Hypothermie

Antwort 89

a) Die **Galaktosämie** ist eine autosomal-rezessive Stoffwechselerkrankung. Der Defekt betrifft den Kohlehydratstoffwechsel: Galaktose kann nicht in Glukose umgebaut werden, da das Enzym Galaktose-1-Phosphat-Uridyltransferase fehlt.

Diagnose durch den Nachweis von Galaktose in Harn und Blut. Dieser Test ist jedoch nur nach ausreichender Milchzufuhr (ca. 50 ml) aussagekräftig.

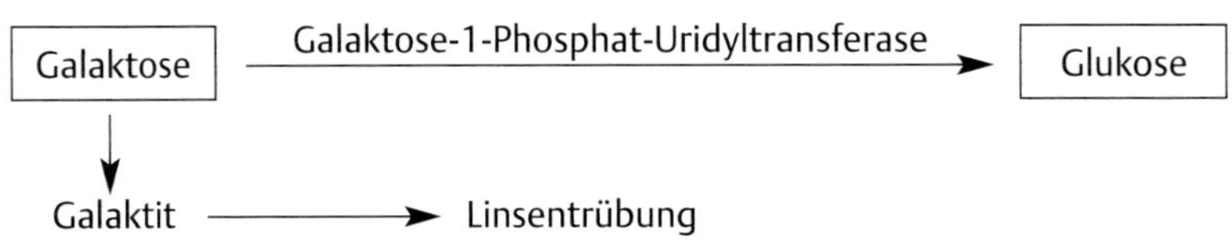

b) **Symptome**

- Trinkunlust, Erbrechen und Durchfall nach Milchzufuhr
- Gedeihstörungen
- Hypoglykämie, da kein Nachschub an Glukose gewährleistet ist
- Galaktose-1-Phosphat und Galaktose wirken zellschädigend und führen zu einer Hirn- und Leberschädigung
- im Nebenumbau entsteht Galaktit, das zu einem Katarakt (Linsentrübung) führt
- Ikterus aufgrund der Leberschädigung
- Hepatosplenomegalie
- Krampfanfälle bedingt durch die Hirnschädigung
- Nierenschädigung mit Albuminurie

c) **Therapie**

- Lebenslange galaktosefreie Diät (künstliche Milch) und Stillverbot
- Bei Nichterkennen versterben die Kinder in den ersten Lebenswochen an der Leberschädigung und Toxikose

Frage 90

a) **Welche Ursache hat die Phenylketonurie?**
b) **Welche Symptome kennen Sie?**
c) **Welche Therapie ist erforderlich?**

Antwort 90

a) Die **Phenylketonurie** (PKU, auch Morbus Föllig genannt) beruht auf einem autosomal-rezessiven Defekt im Aminosäurestoffwechsel. Aufgrund des Enzymmangels von Phenylalaninhydroxylase (aus der Leber) kann Phenylalanin nicht in die Aminosäure Tyrosin umgebaut werden. Deshalb findet der Abbau über Phenylessigsäure, Phenylbrenztraubensäure und Phenylmilchsäure statt. Die Metaboliten des Phenylalanins verursachen durch sekundäre Enzymhemmung eine Störung im Tyrosinstoffwechsel. Diese wiederum führt dazu, dass zu wenig Melanin gebildet wird, was die Pigmentarmut der Haut und der Haare erklärt.

Nachweis durch den erhöhten Phenylalaninspiegel beim **Guthrietest** am 5. Lebenstag

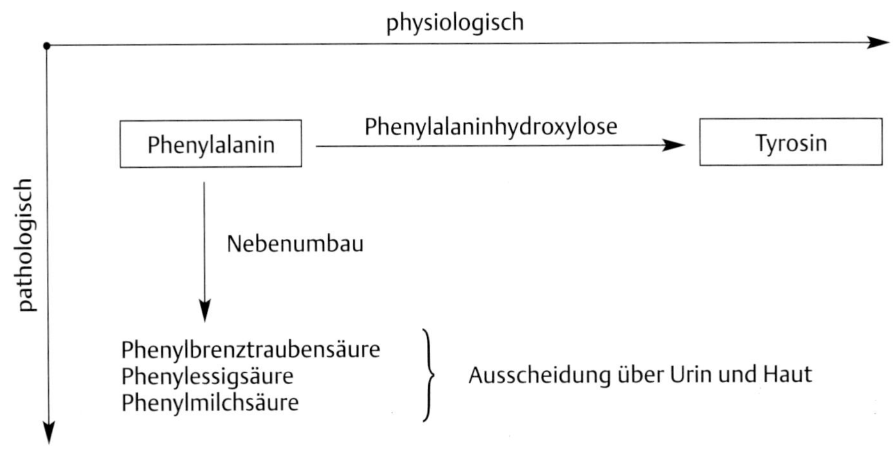

b) **Symptome**

- Nach Mäusekot stinkende Haut und Urin (durch Phenylessigsäure)
- Mangelnde Pigmentierung durch Tyrosinmangel: blasse, Haut, helle Haare, blaue Augen
- Hirnschädigung/Schwachsinn durch Ablagerung von Phenylalanin

c) **Therapie**

- Phenylalaninarme Diät mindestens bis zum 20. Lebensjahr (unterschiedliche Literaturangaben); in der Gravidität sollte allerdings wieder eine strenge Diät eingehalten werden.

Nachgeburts-periode/ Wochenbett

Frage 91

Bitte beschreiben Sie die Lösung der Plazenta (Lösungsmechanismus).

Frage 92

Durch welche Mechanismen kommt es unmittelbar postpartal zur Blutstillung an der Plazentahaftstelle?

Frage 93

Wie kommt die Lösungsblutung in der Plazentarperiode zustande?

Antwort 91

Lösung der Plazenta:

- Durch Kontraktion und Retraktion verkleinert sich die innere Uterushaftfläche der Plazenta.
- Mit jeder Nachgeburtswehe wird die Haftfläche der Plazenta auf der Uteruswand kleiner.
- Die Plazenta, die sich nicht kontrahieren und somit auch nicht verkleinern kann, wird dadurch zu groß und von der Uteruswand durch Scherungskräfte abgehoben.
- Die Ablösungsschicht ist die Dezidua spongiosa basalis.

Antwort 92

Postpartale Blutstillung an der Plazentahaftstelle:

(Dauer-)Kontraktion bewirkt eine Muskelligatur um die Gefäße herum. Dadurch kommt es zur Drosselung der Blutzufuhr und es bilden sich Blutgerinnsel in den Gefäßen im Bereich der Plazentainsertion.

Antwort 93

Bei der Abscherung der Plazenta in der Dezidua spongiosa werden die mütterlichen Gefäße auf- und durchgerissen. Dadurch blutet es in den freien Raum zwischen Uteruswand und Plazenta, es bildet sich ein retroplazentäres Hämatom. Dieses wird durch nachfließendes Blut größer und unterstützt das Ablösen der Plazenta von ihrer Haftstelle.

Frage 94

Welche Lösungszeichen der Plazenta kennen Sie? Bitte beschreiben Sie kurz die Zeichen.

Frage 95

Was kontrollieren Sie bei einer Frischentbundenen (Z. n. Spontanpartus) vor der Verlegung aus dem Kreißsaal?

Antwort 94

Lösungszeichen nach Schröder	= Kantungszeichen; Hochsteigen des Fundus uteri und Verkleinerung des Querdurchmessers Ist die Plazenta gelöst, so steht der Fundus uteri 2–3 QF über dem Nabel (meist nach rechts verzogen), der Uterus ist schmal, hart und kantig
Lösungszeichen nach Küstner	Geht man mit der Handkante etwas oberhalb der Symphyse promontoriumwärts ein, so zieht sich die Nabelschnur bei schon gelöster Plazenta nicht mehr zurück
Bändchenzeichen nach Ahlfeld	Bringt man ein Bändchen vulvanah an der Nabelschnur an, so wandert dieses mit Fortschreiten der Lösung der Plazenta tiefer (ca. 10 cm)
Strassmann'sche Telegrafenzeichen	Klopft man auf den Fundus uteri und hält mit der anderen Hand die Nabelschnur locker in der Hand, so spürt man dieses Klopfen in der Nabelschnurhand bei gelöster Plazenta nicht
Afterbürde	Die Plazenta liegt bereits gelöst in der Scheide, drückt auf das Rektum und löst somit nochmals Pressdrang aus
Lösungsblutung	Je nach Lösungsmodus in unterschiedlicher Stärke nach außen (Cave: Rissblutung!)
Kollabieren der Nabelschnur	Blut aus den Nabelschnurgefäßen läuft in die plazentaren Gefäße, wenn diese keinem Wehendruck mehr ausgesetzt sind

Antwort 95

Kontrollmaßnahmen vor der Verlegung aus dem Kreißsaal:

- Vitalzeichen: RR, Puls, Temperatur
- Stand des Fundus uteri und dessen Konsistenz?
- Vaginale Blutung, Abgang von Blutkoageln?
- Kreislaufstabilität bei erster Mobilisation?
- Spontanurin möglich?
- Wie sehen die äußeren Geburtsverletzungen aus? Schwellung? Hämatom?
- Kind angelegt?
- Dokumentation erfolgt?
- Liegt der Periduralkatheter evtl. noch?

Frage 96

a) Wann spricht man von einem pathologischen Verlauf der Nachgeburtsperiode?

b) Wie lautet die Definition der Plazentarperiode und der Postplazentarperiode?

Antwort 96

a) **Pathologischer Verlauf der Nachgeburtsperiode**

- Plazenta nach 30 Minuten noch nicht gelöst
- Blutverlust über 500 ml
- unvollständige Plazenta

b)
- Als **Plazentarperiode** bezeichnet man den Abschnitt der Geburt, in dem sich die Plazenta von ihrer Haftstelle löst und ausgestoßen wird.
- Die **Postplazentarperiode** umfasst die ersten 2 Stunden nach Ausstoßung der vollständigen Plazenta.

Cave:

Überwachung der Entbundenen! Diese Phase beinhaltet demnach die ersten 2 Stunden nach Ausstoßung der vollständigen Plazenta, nicht die ersten 2 Stunden nach Geburt des Kindes

Frage 97

Was bedeuten die Begriffe Insertio centralis, Insertio lateralis, Insertio marginalis und Insertio velamentosa?

Antwort 97

		Häufigkeit
Insertio centralis	Nabelschnuransatz in der Mitte der Plazenta	68 %
Insertio lateralis	Nabelschnuransatz zur Seite hin verschoben	21 %
Insertio marginalis	Nabelschnuransatz am Plazentarand lokalisiert	10 %
Insertio velamentosa	Nabelschnuransatz befindet sich in den Eihäuten	1 %

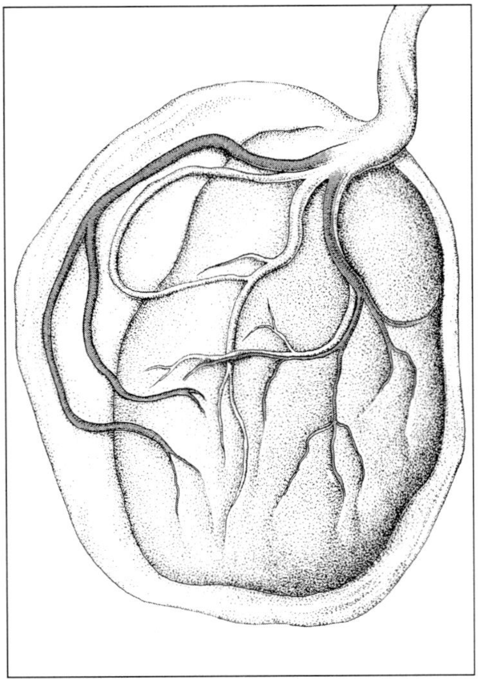

Abb. 28
Insertio marginalis der Nabelschnur mit abirrenden Gefäßen

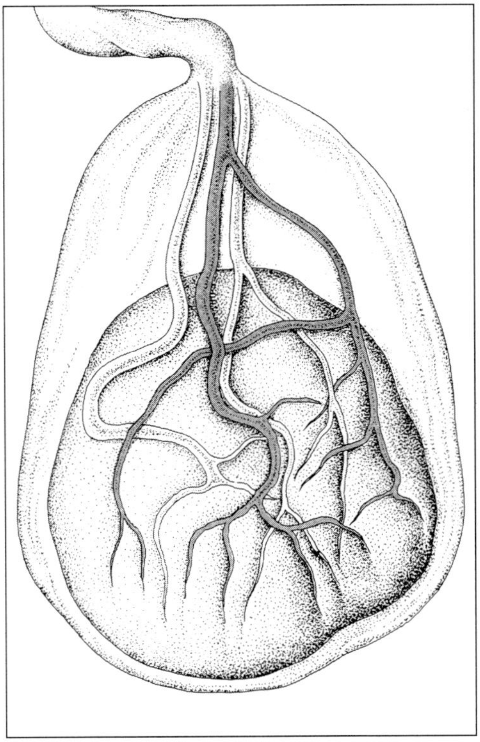

Abb. 29
Insertio velamentosa der Nabelschnur mit frei über die Eihäute verlaufenden Gefäßen

Frage 98

a) Wann beginnt und wann endet das Wochenbett?

b) Welche Funktionen hat es?

Frage 99

Was ist der Unterschied zwischen dem Handgriff nach Crédé und der Cord traction?

Frage 100

Worin liegen die Gefahren gewaltsamer Plazentagewinnungsversuche?

Antwort 98

a) **Wochenbett**

- Beginn: ab der Geburt der vollständigen Plazenta
- Ende: 6–8 Wochen p.p. (Rückbildung der schwangerschaftsbedingten Veränderungen)

b) **Funktionen der Wochenbettphase:**

- Rückbildungsvorgänge
- Wundheilung
- Ingangkommen und Aufrechterhaltung der Laktation
- Family-bonding
- Wiederaufnahme der Ovarialtätigkeit

Antwort 99

- Der **Crédé-Handgriff** hat die Aufgabe, die gelöste (die ungelöste) Nachgeburt aus dem Uterus zu exprimieren. Dabei wird der Fundus uteri mit der Hand breitflächig umfasst, so dass der Daumen auf der Vorderseite, die übrigen Finger auf der Hinterwand liegen. Nach dem Anreiben einer Wehe wird der Uterus mit gleichmäßiger Kraft in Richtung Vagina ausgedrückt.
- **Cord traction:** Durch Zug an der Nabelschnur wird die gelöste oder ungelöste Plazenta gewonnen. Dazu wird bei einer der ersten kräftigen Nachgeburtswehen die Nabelschnur aufgenommen, einmal um die Hand gewickelt und dann unter gleichzeitigem Strecken des Uterus in Führungslinie die Plazenta mit leichtem Zug aus dem Uterus und der Scheide herausgeleitet. Zum Strecken in Führungslinie drückt die Uterushand oberhalb der Symphyse den Bauch in Richtung Promontorium und schiebt den Uterus dabei kranialwärts.

Antwort 100

Gefahren eines gewaltsamen Plazentagewinnungsversuchs:

- Schmerzen für die Frau
- Inversio uteri
- Abreißen der Nabelschnur
- unvollständige Plazenta
- Einschleppung von Thrombokinase in den mütterlichen Kreislauf → Thrombose- und Emboliegefahr!

Frage 101

Nach der Geburt des Kindes lässt die Plazenta länger als sonst auf sich warten. Welche Möglichkeiten stehen zur Unterstützung der Lösung zur Verfügung?

Frage 102

Beschreiben Sie die Lagerung nach Fritsch. Wann ist sie angebracht?

Frage 103

Bei der Überprüfung der Plazenta fehlt ein bohnengroßes Stück. Sie bereiten eine Nachkürettage vor. Welche Kürette legen Sie für den Arzt bereit und warum?

Antwort 101

Die **Plazentalösung** kann durch folgende Maßnahmen unterstützt werden:

- postpartale Oxytocingabe
- Kind anlegen, Brustwarzenstimulation
- Harnblase entleeren (eine volle Blase hemmt auch Nachgeburtswehen und verhindert die Ausstoßung der schon gelösten Plazenta = Retentio placentae oder Placenta incarcerata genannt)
- evtl. Buscopan®-Gabe bei Muttermundspasmus
- Eisblase auf den Fundus legen
- Akupunktur von Ni 16
- Nabelschnur ausbluten lassen
- Cord traction

Antwort 102

Lagerung nach Fritsch:

Die Entbundene liegt in Rückenlage, die Beine werden überkreuzt und die Gesäßbacken heruntergestrichen, so dass sich eine Art Tasche zwischen den Oberschenkeln bildet.

Diese Lagerung ist bei einer verstärkten Nachgeburtsblutung indiziert, denn die Blutung sammelt sich sichtbar in der Mulde zwischen den Oberschenkeln.

Antwort 103

Zur Nachkürettage wird eine stumpfe Kürette verwendet, weil der gravide Uterus leicht perforierbar ist. Unter anderem besteht bei der Benutzung einer scharfen Kürette die Gefahr einer Endometriumabtragung (Endometrium basale). Dies wiederum hätte ein Zusammenkleben der Uteruswände zur Folge (Asherman-Syndrom).

Frage 104

Wie erklären Sie die Begriffe Placenta accreta, Placenta increta, lacenta percreta, Placenta adherens und Placenta incarcerata?

Antwort 104

Placenta accreta	Zottengewebe ist am Myometrium angewachsen
Placenta increta	Zottengewebe ist ins Myometrium eingewachsen
Placenta percreta	Zottengewebe ist durch das Myometrium bis zur Uterusserosa/Perimetrium durchgewachsen
Placenta adherens	Anhaftende Plazenta, ausbleibende Lösung infolge einer mangelnden Kontraktionsfähigkeit des Uterus
Placenta incarcerata	= Retentio placentae, die Plazenta liegt gelöst hinter dem Muttermund und kann durch dessen Spasmus nicht geboren werden. Die Lösungszeichen sind jedoch positiv

Frage 105

Welche Formanomalien der Plazenta kennen Sie? Wie können diese beschrieben werden?

Antwort 105

Formanomalien der Plazenta

Placenta membranacea	Bedeckt die gesamte Eihaut als großflächiges Zottengewebe
Placenta bi(tri)partitia oder lobata	Geteilte oder Lappenplazenta, sie ist durch chorionzottenfreie Zonen in 2, selten in 3 Teile getrennt. Die fetalen Gefäße verlaufen zwischen den Plazentateilen auf den Eihäuten.
Placenta succenturiata	Als Placenta succenturiata wird ein durch fetale Gefäße verbundener freier Plazentasatellit bezeichnet (Nebenplazenta)
Placenta anularis/zonaria	Gürtel- bzw. ringförmige Plazenta, sie ist in der Mitte atrophiert und hat meist einen velamentösen Nabelschnuransatz
Placenta fenestra	Gefensterte Plazenta, hat durch Zottenatrophien choriongewebefreie Eihautzonen
Placenta circumvallata/extrachorialis	Das Zottengewebe ist über die Chorionplatte hinausgewachsen. Dieser ungeschützte Wulst neigt zur vorzeitigen Lösung und damit zu Blutungen in der Schwangerschaft. Der fetale Anteil ist größer als der maternale Teil, mütterliches Gewebe stülpt sich ein und bildet eine dickwulstige Nische

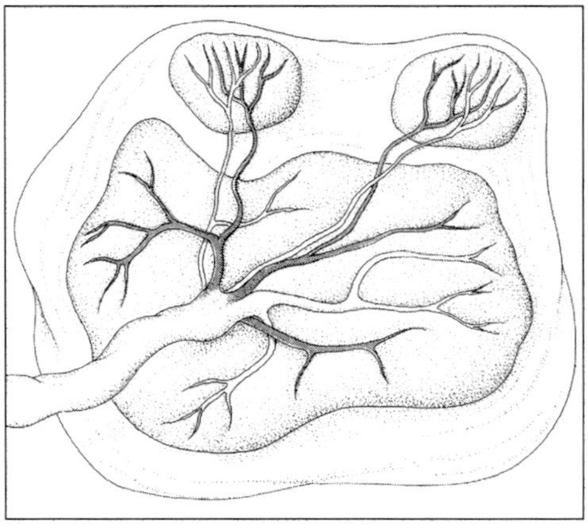

Abb. 30
Placenta succenturiata

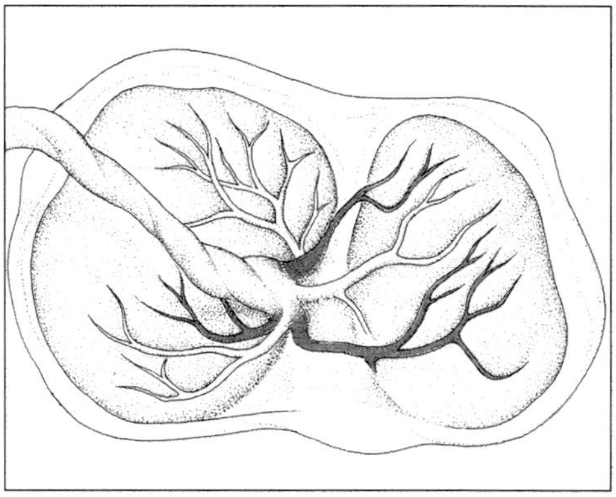

Abb. 31
Placenta bipartita

Frage 106

Was tun Sie bei einer atonischen Nachblutung bis zum Eintreffen des Arztes?

Frage 107

Welche Ursachen einer Uterusatonie sind Ihnen bekannt?

Antwort 106

Sofortmaßnahmen bei einer atonischen Nachblutung:

- Hilfe holen, ggf. Maßnahmen ordinieren, Arzt informieren
- Eisblase auf den Fundus uteri
- Uterus mit Crédé'schem Handgriff ausdrücken, Wehe anreiben und Uterus halten
- Sandsack auf den Fundus, um ein Volllaufen mit Blut und damit ein erneutes Hochsteigen zu vermeiden (evtl. lässt sich in diesem Fall auch auf 1000-ml-Infusionsflaschen zurückgreifen)
- Blase entleeren, da eine volle Blase eine Wehenbremse darstellt
- Kontrolle: Plazenta wirklich vollständig?
- Volumenersatzmittel
- Vitalzeichenkontrolle
- Aortenkompression
- Hamilton-Handgriff
- Information des Labors wegen Blutgruppenbestimmung bzw. Kreuzung von Blutkonserven

Antwort 107

Mögliche Ursachen einer Uterusatonie:

- lange Geburtsdauer
- Mehrlinge
- Makrosomie
- Mehrgebärende
- sekundäre Wehenschwäche
- schnelle Entleerung des Uterus (VE, Forceps)
- schlechter Allgemeinzustand der Gebärenden
- Uterus myomatosus
- Uterusfehlbildungen

Frage 108

Welche Ursachen kann eine Subinvolutio uteri oder ein zu hoher Fundusstand im Wochenbett haben?

Frage 109

Welche Ursachen kommen für eine verstärkte Nachgeburtsblutung in Frage?

Frage 110

Warum neigen Frauen mit Placenta praevia zu einer verstärkten oder atonischen Nachblutung?

Antwort 108

Mögliche Ursachen	Erklärung
Großes Kind, Gemini, Hydramnion	Überdehnter Uterus
Volle Harnblase	Eine volle Harnblase hebt den Uterus nach oben und hemmt die Nachwehen
Lange Geburtsdauer, Mehrgebärende	Übermüdeter Uterus
Plazenta-/Eihautreste, Lochiametra	Nur ein vollständig entleerter Uterus kann sich vollständig zusammenziehen
Uterusfehlbildung/Uterus myomatosus, Sectio	Nachwehen greifen nicht gezielt am Myometrium ein

Antwort 109

Mögliche Ursachen einer verstärkten Nachgeburtsblutung:

- unvollständige Plazenta
- verstärkte Blutung aus der Plazentahaftstelle
- Placenta praevia
- unerkannte Rissblutung
- Gerinnungsstörung
- (stille) Uterusruptur (bei länger andauernden Nachgeburtsblutungen oder auch Atonie sollte stets an eine stille Ruptur gedacht und der Uterus ausgetastet werden!)

Antwort 110

Die Placenta praevia ist im unteren Uterinsegment angesiedelt. Da dieser Abschnitt des Uterus nur wenig kontraktile Fasern enthält, also überwiegend passiv ist, kann sich dieser Abschnitt auch in der Nachgeburtsperiode nicht ausreichend zur Blutstillung kontrahieren.

Frage 111

Letzte Aufgabe: Bitte vervollständigen Sie diese Tabelle

Lage	Leitstelle	Skizze	Therapie/Prognose
I. vordere HHL; im BE			
II. vordere HHL; BM			
II. vordere HHL; im BE			
II. vordere HHL; BB			
I. hintere HHL; BB			
II. hintere HHL; BM			
Dorsoposteriorer Hoher Geradstand			
II. tiefer Querstand			
II. VoHL; BM			
II. Stirnlage BM			
II. unvollkommene Steißfußlage			

I. Schädellage auf BE			
I. vordere HHL; BM			
II. Schädellage auf BE			
I. vordere HHL; BB			
I. hintere HHL; BM			
II. hintere HHL; BB			
I. GL; BM			
I. Stirnlage; BM			
I. tiefer Querstand			
Dorsoanteriorer Hoher Geradstand			
I. VoHL; BM			
Nasoposteriore I. Stirnlage			

→

II. vollkommene Steißfußlage; BE			
I. dorsoinferiore QL			
Hinterer Asynklitismus bei I. Stellung			
I. unvollkommene Knielage			
I. vollkommene Fußlage			
II. unvollkommene Fußlage			
II. reine Steißlage; BB			
I. reine Steißlage; BM			
Mentoposteriore GL			
I. dorsosuperiore QL			
I. dorsoposteriore QL			
II. hintere Scheitelbein-stellung			
I. vordere Scheitelbein-stellung			

Antwort 111

Lage	Leitstelle	Skizze	Therapie/Prognose
I. vordere HHL; im BE	kleine Fontanelle	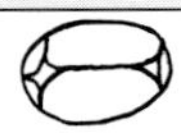	Wunschposition oder Lagerung auf die linke Seite, Abwarten
II. vordere HHL; BM	kleine Fontanelle	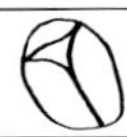	Wunschposition oder Lagerung auf die rechte Seite, Abwarten
II. vordere HHL; im BE	kleine Fontanelle	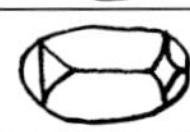	Wunschposition oder Lagerung auf die rechte Seite, Abwarten
II. vordere HHL; BB	kleine Fontanelle	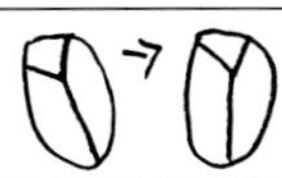	Wunschposition (Hocker, Seitenlage, Vierfüßler, Badewanne), Mitschieben lassen, wenn PN gerade
I. hintere HHL; BB	kleine Fontanelle	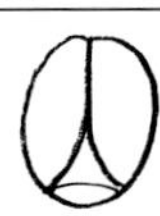	protrahierte Austreibungsphase, erhöhte Dammrissgefahr, deshalb Vierfüßlerstand günstig, frühzeitig Pressdrang, Mitschieben lassen
II. hintere HHL; BM	kleine Fontanelle	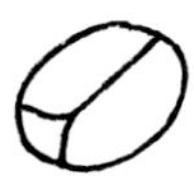	protrahierte Austreibungsphase, erhöhte Dammrissgefahr, Lagerung auf die rechte Seite, um ein Rotieren in eine II. vordere HHL zu erzielen, Abwarten, frühzeitig Pressdrang
Dorsoposteriorer Hoher Geradstand	indiff. Haltung	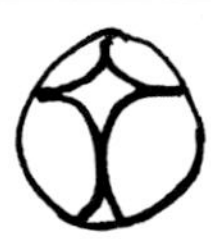	Beckenhochlagerung oder Knie-Ellenbogen-Lage mit parallel laufender Tokolyse, um eine neue Einstellung des Kopfes in den querovalen BE zu erzielen, bei persistierendem hohen Geradstand Sectio caesarea
II. tiefer Querstand	indiff. Haltung	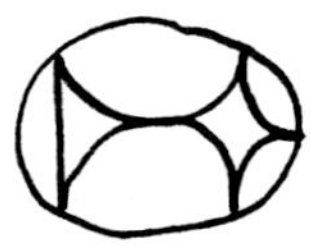	Lagerung auf die rechte Seite, um ein Rotieren in eine II. vordere HHL zu erzielen, sonst geburtsunmöglich, da kein Hypomochlion vorhanden ist, für kräftige Wehen sorgen. Ist nach Seitenlagerung und bei guten Wehen $^1/_2$ Stunde vergangen, ohne dass sich der Kopf gedreht hat, so wird operativ entbunden (Pschyrembel)
II. VoHL; BM	große Fontanelle	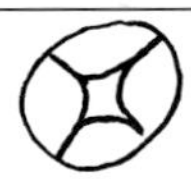	Lagerung auf die rechte Seite, um ein Rotieren in eine II. vordere HHL zu erzielen, protrahierter Verlauf, abwarten, frühzeitig Pressdrang
II. Stirnlage BM	Stirn	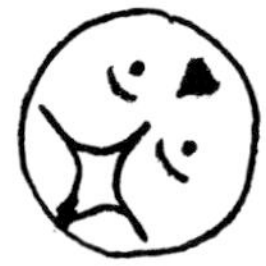	Lagerung auf die rechte Seite, um eine Vorderhauptshaltung zu erzielen, gelingt dies nicht, so muss auf die linke Seite gelagert werden. Auf alle Fälle sollte durch Lagerung die (planumsungünstigste) Stirnhaltung verändert werden
II. unvollkommene Steißfußlage	1 Fuß + Steiß	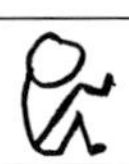	Sectio caesarea

I. Schädellage auf BE	indiff. (beide Fontanellen tastbar) Scheitelbeine	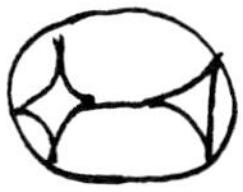	Wunschposition (Stehen, Umhergehen), evtl. Lagerung auf die linke Seite, um ein Eintreten des Kopfes in den Beckeneingang zu erzielen, für kräftige Wehen sorgen
I. vordere HHL; BM	kleine Fontanelle	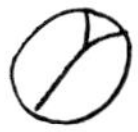	Wunschposition, evtl. Lagerung auf die linke Seite, Abwarten
II. Schädellage auf BE	indiff. Scheitelbein Pfeilnaht	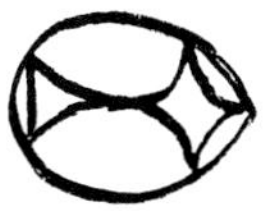	Wunschposition (Stehen, Umhergehen), evtl. Lagerung auf die rechte Seite, um ein Eintreten des Kopfes in den Beckeneingang zu erzielen, für kräftige Wehen sorgen
I. vordere HHL; BB	kleine Fontanelle	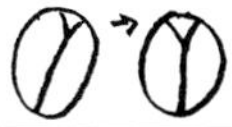	Wunschposition, Mitschieben lassen
I. hintere HHL; BM	kleine Fontanelle	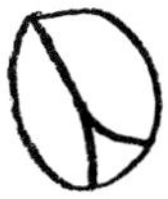	Lagerung auf die linke Seite, um ein Rotieren in eine I. vordere HHL zu erzielen, protrahierte Austreibungsphase, erhöhte Dammrissgefahr, frühzeitig Pressdrang
II. hintere HHL; BB	kleine Fontanelle	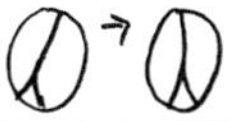	erhöhte Dammrissgefahr, evtl. Geburt im Vierfüßlerstand anstreben, Mitschieben lassen
I. GL; BM	Kinn	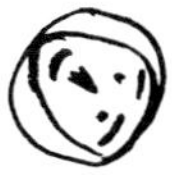	Lagerung auf die Seite des Kinns, damit dieses Leitstelle bleibt und das günstigere Durchtrittsplanum von 34 cm beibehalten wird, Abwarten, Gesichtslagen mit nach hinten gerichtetem Rücken (=mentoanterior) sind geburtsmöglich
I. Stirnlage; BM	Stirn	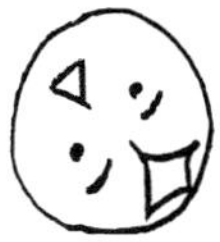	Lagerung auf die linke Seite, um eine Vorderhauptshaltung zu erzielen, gelingt dies nicht, so muss auf die rechte Seite gelagert werden, auf alle Fälle sollte durch Lagerung die (planumsungünstige = 36–37 cm) Stirnhaltung verändert werden
I. tiefer Querstand	indiff., Scheitelbeine, Pfeilnaht	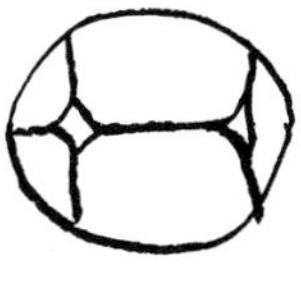	Lagerung auf die linke Seite, um ein Rotieren in eine I. vordere HHL zu erzielen, sonst geburtsunmöglich, da kein Hypomochlion vorhanden, für kräftige Wehen sorgen. Ist nach Seitenlagerung und bei guten Wehen 1/2 Stunde vergangen, ohne dass sich der Kopf gedreht hat, so wird operativ entbunden
Dorsoanteriorer Hoher Geradstand	indiff., Scheitelbeine, Pfeilnaht	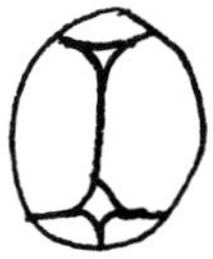	Beckenhochlagerung oder Knie-Ellenbogen-Lage mit parallel laufender Tokolyse, um eine neue Einstellung des Kopfes in den querovalen Beckeneingang zu erzielen, bei persistierendem hohen Geradstand Sectio caesarea
I. VoHL; BM	große Fontanelle	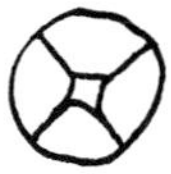	Lagerung auf die linke Seite, um ein Rotieren in eine I. vordere HHL zu erzielen, für gute Wehen sorgen, Abwarten, protrahierter Verlauf
Nasoposteriore I. Stirnlage	Stirn	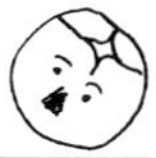	Sectio caesarea, geburtsunmöglich, da keine Austrittsbewegung möglich ist

II. vollkommene Steißfußlage; BE	2 Füße Steiß	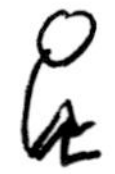	Sectio caesarea oder vaginale Geburt anstreben: für kräftige Wehen sorgen, evtl. PDA aufspritzen, Lagerung auf die rechte Seite
I. dorsoinferiore QL	Rücken Schulter-blätter	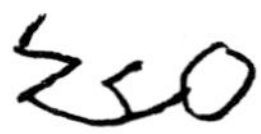	Sectio Caesarea
Hinterer Asynklitismus bei I. Stellung	vorderes Scheitelbein (rechtes)	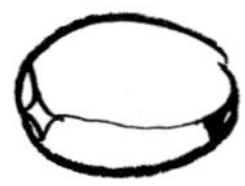	Vierfüßler-Stand oder Fersensitz, um dem Kopf ein besseres Hineingleiten in den Beckeneingang zu ermöglichen, für Wehentätigkeit sorgen, Abwarten, verzögerte Austreibungsphase
I. unvollkommene Knielage	1 Knie	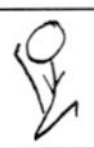	Sectio caesarea
I. vollkommene Fußlage	2 Füße	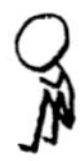	Sectio caesarea oder vaginale Geburt anstreben: für kräftige Wehen sorgen, evtl. PDA aufspritzen, Lagerung auf die linke Seite
II. unvollkommene Fußlage	1 Fuß	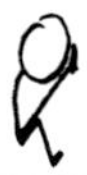	Sectio caesarea oder vaginale Geburt anstreben: für kräftige Wehen sorgen, evtl. PDA aufspritzen, Lagerung auf die rechte Seite
II. reine Steißlage; BB	Steiß	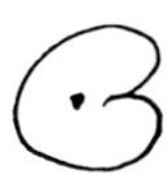	Abwarten, Steiß steigen lassen, für gute Wehen-tätigkeit sorgen, niemals mit der Manualhilfe beginnen, bevor nicht der untere Rand des vorderen Schulterblattes sichtbar ist.
I. reine Steißlage; BM	Steiß	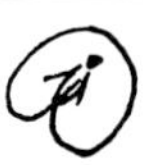	Abwarten, Steiß tiefer treten lassen, für gute Wehentätigkeit sorgen, evtl. PDA aufspritzen, Lagerung auf die linke Seite
Mentoposteriore GL	Kinn	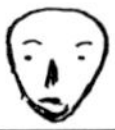	Sectio caesarea, keine Austrittsbewegung möglich
I. dorsosuperiore QL	Nabelschnur Schulter Hand Rippen	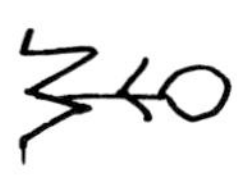	Sectio caesarea, da geburtsunmöglich
I. dorsoposteriore QL	evtl. Hand Knie, Nabelschnur	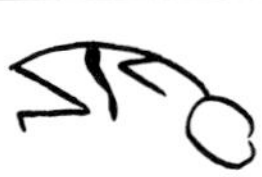	Sectio caesarea, da geburtsunmöglich
II. hintere Scheitelbein-stellung	rechtes Scheitelbein	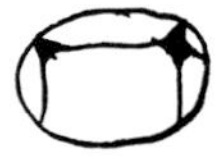	Sectio caesarea, da geburtsunmöglich (Schulter bleibt am Promontorium „hängen") vgl. Pschyrembel S. 445 Abb. 8-164
I. vordere Scheitelbein-stellung	rechtes Scheitelbein	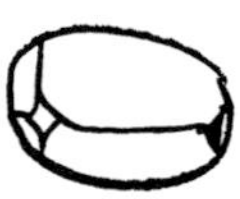	Vierfüßler-Stand oder Fersensitz, um dem Kopf ein besseres Hineingleiten in den Beckeneingang zu ermöglichen, für Wehentätigkeit sorgen, Abwarten, verzögerte Austreibungsphase

Abbildungen

Folgende Abbildungen sind entnommen aus:
Martius/Heidenreich (Hrsg.):
„Hebammenlehrbuch"
7. unveränderte Auflage 1999
Hippokrates Verlag

Abb. 1	Abb. 11	Abb. 23
Abb. 3	Abb. 12	Abb. 24
Abb. 4	Abb. 13	Abb. 25
Abb. 5	Abb. 15	Abb. 26
Abb. 6	Abb. 16	Abb. 28
Abb. 7	Abb. 17	Abb. 29
Abb. 8	Abb. 18	Abb. 30
Abb. 9	Abb. 19	Abb. 31
Abb. 10	Abb. 22	

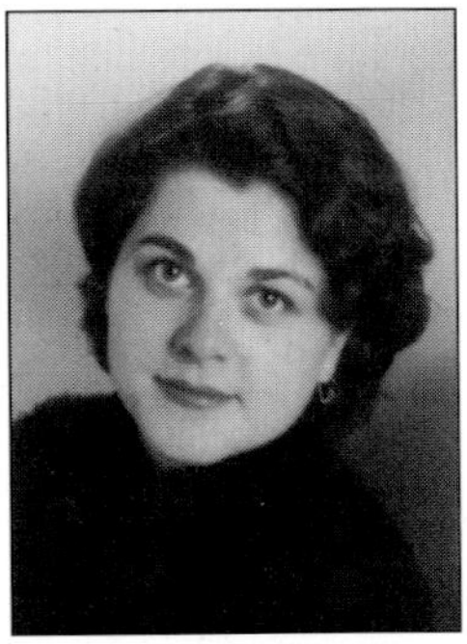

Die Autorin

Yvonne Seidel

geb. 1975 in Freiberg

1992–1995	Ausbildung zur Kinderkrankenschwester am Klinikum Nürnberg Süd
1995–1998	Ausbildung zur Hebamme an der Hebammenschule in Saarbrücken
1998–2000	Tätigkeit als Hebamme im Kreißsaal und auf der Wochenstation des Klinikums Nürnberg Süd. Freiberufliche Tätigkeit in der Geburtsvorbereitung und der Wochenbettbetreuung
ab Juli 2000	Freiberufliche Tätigkeit

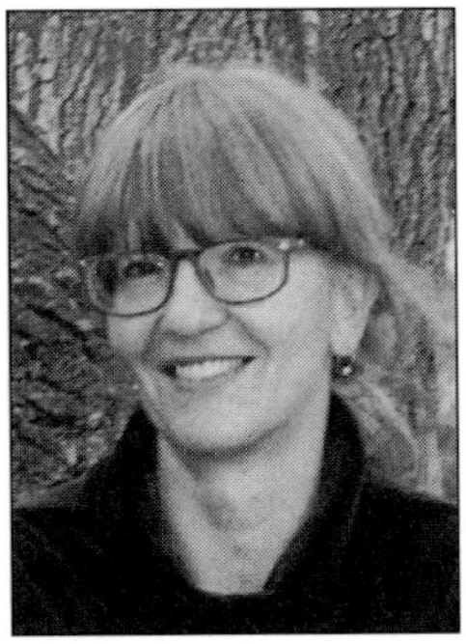

Fachliche Beratung

Ulrike Harder

geb. 1955 im Hamburg

1978-1980	Ausbildung zur Hebamme an der Hebammenschule in Berlin-Neukölln
1980–1987	Tätigkeit als Hebamme im Kreißsaal in Hamburg und Saudi Arabien
1989–1999	Lehrerin für Hebammenwesen in den Hebammenschulen Berlin (Martin-Luther-Krankenhaus), Speyer (Evangelische Diakonissen-anstalt) und Schulleitung in Bensberg (Vinzenz-Pallotti-Hospital)
ab Jan. 2000	Freiberufliche Hebamme in Berlin mit Praxisgeburten, Vorsorge, Wochenbettbetreuung etc.